JN245724

ネガティブサポートから
ポジティブサポートへ

事例で見る 医療&ケアの〈望ましい〉言葉と関わり方

木村美也子 著

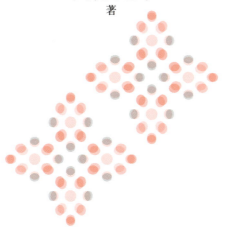

日本看護協会出版会

はじめに

　コミュニケーションの難しさは，読者の皆様も一度は感じられたことがあると思います。「よかれ」と思っての言動でも，それが自分の意図したように相手に伝わらないこともありますし，好意的に受け止められないこともあるでしょう。これが本書でご紹介する「ネガティブサポート」の典型ですが，医療・ケアや健康支援の現場では，医療者のサポートを意図したせっかくの言動が，患者やその家族に正しく伝わらず，逆効果になってしまうことが非常に多く見られます。これは，患者やその家族にとってだけでなく，医療者にとっても，きわめて残念なことだと思います。

　筆者自身も，社会におけるさまざまな場面でネガティブサポートを体験してきましたが，時にそれは「生きづらさ」を感じるほどのものでした。また，医療機関におけるネガティブサポートに関して言えば，「なぜ患者の立場になって，その気持ちを理解してくれないのだろう」と，かつては大いなる不満を抱いていました。

　けれども，自身が研究者となり，かつ医療者の教育に携わるようになって，医療者自身が望ましいと考える方向性や求められていると思っている対応と患者のニーズ

i

が異なる場合もある（その場合，医療者は正しいことをしているという認識があるため，ネガティブに受け止められることを想定しにくい）ことに気づきました。また，そもそもネガティブサポートについて知る機会がない，という背景も見えるようになりました。さらに，自身もそうした行為に及んでいるかもしれないことを，知りたくない，認めたくないという医療者の思いも感じることがありました。

　筆者は，助産師・看護師である知人から，「私はネガティブサポートなんて一度もしたことがないから，全くわからない」と言われ，大変驚いたことがあります。ネガティブサポートは，「さあ，しよう」としてするものではなく，本人が無自覚に行っているものであり，相手がネガティブに受け止めたときに生じるものであることから，相手の気持ちを100％見通せない以上，「していない」と完全否定することはできません。また，可能性を完全否定してしまうと，せっかくの改善のチャンスも断ち切られてしまいます。

　毎年，医療機関では多数のヒヤリ・ハットが報告されていますが，それらを正直に報告し，情報共有することで，重篤な事故を未然に防ぐことが可能となります。自分は生涯，ヒヤリ・ハットなど起こすわけがない，と否定するよりも，「自分にも起こりうること」として注意

することがリスク回避につながると思います。同じように，ネガティブサポートも，多くの例を情報共有し，「誰にでも起こりうること」と意識することで，発生が抑制されると筆者は考えています。

　一方，ある学会で「医療者のネガティブサポート」について報告を行ったときのこと。若手の保健師の方に呼び止められ，「私は『よかれ』と思って自分の仕事を一所懸命にやってきました。でもそれが否定されてしまったら……一体どうすればいいのですか」と質問され，求められているのはネガティブサポートの例だけでなく，それを「ポジティブ」に変換する術なのだと思い知りました。

　そこで本書では，医師，看護師，助産師，保健師などの医療・ケアや健康支援に携わる方々に，まずはネガティブサポートについて知っていただき，それをいかにして本来の意図が伝わり，相手によい作用を及ぼすポジティブサポートに転換するか，具体的な言動の例をもとに理解を深めつつ〈伝わる〉サポートを実践するヒントとしていただきたいと考えました。

　Ⅰ章では，本来「ポジティブ」に作用すべき「サポート」がなぜ「ネガティブ」に受け止められてしまうのか，日本の文化的な背景や，医療者の言動がネガティブに受け止められる背景について，先行研究などを交えな

がら解説しています。

Ⅱ章では，これまでの筆者の調査・研究をもとに，医療・ケアの現場における患者やその家族のネガティブ／ポジティブサポート体験談（いずれも個人が特定できないように加工してあります）を提示し，より詳細かつ具体的に説明しています。

ネガティブサポートの具体例では，「あるある！」と身近に感じられるものもあれば，「こんなことが本当にあったのだろうか」と驚き，疑問に感じられるものもあるかもしれません。反対に，ポジティブサポートの具体例を見て，ご自身の普段の言動に自信を持ったり，現場での言動に活かしたりしていただければ，それは何より喜ばしいことです。

Ⅲ章では，なぜ今，医療やケアの現場で改めてネガティブサポートに着目する必要があるのか，昨今の医療を取り巻く環境や，患者の変化などを交えて解説しています。

医療者の皆様のサポートが逆効果とならず，ポジティブなものとして正しく受け手に伝わるように，さらには，それが医療者や医療機関への信頼や評価にもつながれば，という願いを込めて本書を執筆いたしました。

実践の場で活躍されている方々自身のご体験もぜひ，お聞かせいただけましたら幸甚です。また，ネガティブ

サポート・ポジティブサポートの研究会を創設したいと
考えておりますので，ご関心のある方はご連絡くださ
い。よろしくお願い申し上げます。

2025 年 3 月

木村美也子

＊皆様のネガティブ／ポジティブサポートの体験談をお寄せくだ
さい！

著者 e-mail：m-kimura@swu.ac.jp

kimuranomi@gmail.com

目　　次

Ⅰ　その言動，正しく伝わっていないかも？

① ポジティブな意味の「サポート」が「ネガティブ」に受け止められてしまうとき ……………………………………… 2
② 医療者の言動が「ネガティブ」に受け止められてしまう背景 ……………………………………………………………… 8
　❶ 医療・ケアの現場における「ネガティブサポート」の特徴 ……………………………………………………………… 8
　❷ 「ネガティブサポート」抑制の難しさ ………………… 12
③ 医療者のネガティブサポートに着目する意義 ………… 19

Ⅱ　意図を正しく伝えるには？

① 型どおりの対応になっていませんか？ ………………… 28
② 先入観を持って対応していませんか？ ………………… 34
③ 「わかっていて当然」との思いで接していませんか？ …………………………………………………………………… 40
④ 病や障害に対するネガティブな考えが言動に出ていませんか？ ………………………………………………………… 46
⑤ 「がまんするのが当然」だと思っていませんか？ ……… 53
⑥ 訴えの軽視・拒否につながる言動を示していませんか？ …………………………………………………………………… 59
⑦ わずらわしさが表れていませんか？ …………………… 68

vii

⑧ 適度な距離を保てていますか？ …………………………… 74

⑨ 相手の背景にまで配慮できていますか？ ……………… 81

⑩ 医療者側の都合最優先，のようになっていませんか？

　　　………………………………………………………………… 88

⑪ 医療者間で意見を統一して対応していますか？ ……… 95

⑫ 「上から目線」になっていませんか？ ………………… 101

⑬ 無意識のうちに壁を作っていませんか？ …………… 107

⑭ 医療者の言葉で相手が受けるショックを想像できていま
　　すか？ …………………………………………………… 113

Ⅲ 医療者の「望ましくない」「望ましい」言動
―これまでとこれから―

① 望まれる変化 ……………………………………………… 122

② 患者の権利意識の高まり ………………………………… 124

③ 医療者および医療者を取り巻く環境 ………………… 125

④ 医療・ケア従事者の努力が希望に ……………………… 127

索引 …………………………………………………………… 131

I

その言動，正しく
伝わっていないかも？

ポジティブな意味の「サポート」が「ネガティブ」に受け止められてしまうとき

● 日本文化における「余計なお世話」「お節介」

　自分の発した「よかれ」と思っての一言が，相手にとっては余計なお世話であったようで，気まずい雰囲気になってしまったことはありませんか。心当たりのない方は，逆の例を考えてみてください。他者から言われたなにげない一言，悪気はないのであろう一言に不快になったことはありませんか。

　最近はそれほどでもなくなりましたが，日本社会では，親戚や地域，そして職場で「お節介」は日常茶飯事であったと思います。独身者は「誰かいい人いないの？」と聞かれ，「いない」と答えると紹介すると言われ，否応なく出会いの場が設定される。実際，そうしたお節介があったからこそ，国民の多くが結婚していたとも言われていますので，お節介は100％否定されるべきものではないのかもしれません（現代では結婚したくてもできない人も多いと言われていますが，その背景には，不安定な雇用や経済状況だけでなく，こうしたお節介が少なくなったことが一因という見方もあります）。

　ただし，何かをすすめる行為がただのお節介では済まなくなる場合もあります。たとえば，「だまされたと

思って食べてみて」と強引にすすめられ，それまで先入観から食べることがなかったものを食べられるようになった，あるいは，そのおいしさに気づいてむしろ大好物になった，などという体験も，多くの人に見られるのではないかと思います。ただ，こうした言動は，いわゆる「食わず嫌い」の人に向けてなされる分には問題ないかもしれませんが，宗教上や健康上，倫理上の理由で，もしくは環境問題を考える上で特定のものを食べない，または食べる機会を減らしている人にとっては大きなお世話になってしまいますし，本当に「だまして」食べさせたとしたら，人権問題にも発展しかねません。

　アルコールもしかりです。日本社会ではお酌の文化というものが長く存在しており，冠婚葬祭その他イベント事ではお酌をして回る，という光景がよく見られます。職場で自分よりも上の立場の人がビール瓶を持って近寄って来て，瓶を掲げられると，自然と自分の手にあるグラスのビールを飲み干し，「いただきます」とでも言うかのようにグラスを差し出したりしませんか。こうしたお酌は，アルコールが好きな人にとっては嬉しいことかもしれませんが，アルコールが苦手な人にとっては苦痛でしょうし，行きすぎると「アルコールハラスメント」にもなりかねません（急性アルコール中毒で命の危険にさらされることさえあります）。

　このほかにも，皆でお鍋を食べているときに（食べた

くないものまで）取り分けてくれる「鍋奉行」や，大盛りの鶏の唐揚げ全体にレモン汁を絞ってくれる人など，親切心からしてくれることが，ある人にとっては迷惑なこともあります。

こうした「よかれ」と思っての言動が，相手に余計なお世話，時に苦痛や不快と受け止められるとき，マイナスの効果をもたらしてしまう可能性が生じます。そのようなマイナスの側面は，ネガティブサポート（negative support）[1]，ネガティブソーシャルインタラクション（negative social interaction）[2] など，さまざまな専門用語で表現され，研究が進められてきました。

本書では，このように相手にマイナスの効果をもたらす言動をまとめて，「ネガティブサポート」と呼ぶことにします。

● ネガティブサポートとライフイベントおよび研究への着眼

いつ，どのような人も，どのような社会においても，お節介を受けたり，逆につい余計な一言を口にしてしまったり，ということがあるとは思いますが，特に結婚や子どもを持つことに対しては，男性・女性にかかわらず，周囲からあれこれ口出しされることが珍しくないのではないでしょうか。結婚をすれば「子どもはまだ？」，子どもが生まれると「まだ歩かないの？」「まだオムツ

とれないの？」，そして「2 人目はまだ？」といった問い掛けが，日本では当たり前のように聞かれてきました。ですが，不妊症のカップルにとって，「お子さんはまだ？」は胸に刺さる言葉かもしれず，お子さんの発育状態を不安に思う親にとって，「まだ○○できないの？」という言葉は不安や焦りを増幅させてしまうかもしれません。

　特に女性は，実際に妊娠，出産をする立場であり，周囲の声には敏感であると考えられます。「嫁して 3 年，子なきは去れ」と言われたように，不妊の責任が一方的に女性にあるような見方もなされていましたので，つらい思いをされた方も多くいらっしゃるのではないでしょうか（こども家庭庁[3]は，不妊症のうち男女ともに原因がある割合は 24%，男性のみに原因がある割合が 24% という世界保健機関（World Health Organization；WHO）の報告を紹介しています。ですので，不妊の原因は女性にあると決めつけるような考え方は，事実に反します）。

　こうしたセンシティブな内容に関してのネガティブサポートは，その受け手を一時的に「不快」な気分にさせるだけでなく，ストレスや，時に精神的な苦痛をもたらし，行動に影響を及ぼす可能性もあります（これまでに行われたさまざまな研究においても，ネガティブサポートの体験者ほどメンタルヘルスが良好でないことが報告

されています[2]）。したがって，結婚，妊娠，出産といっ
たライフイベントに関連した言動には，時に「ネガティ
ブに受け止められるのではないか」という配慮も必要で
はないかと思います。

　ネガティブサポートの行為者の多くは，もともとは自
分が経験してよかったことを他者にも経験してほしい，
何かを教えてあげたい，というような気持ちがあるので
しょう。そして多くの人はそうした相手の言動について
「悪気はないのだろうから」という言葉で自分をなだめ，
やり過ごしているのではないかと考えられますが，不快
だと言えないからこそ相手も気づくことができないとい
うことで，負のスパイラルが生じます。

　日本においては，ソーシャルサポートの援助的な面を
ポジティブサポート，反援助的な面をネガティブサポー
トととらえた野口氏[4]が，高齢者を対象とした研究で，
双方の測定法を提示し，その尺度は多くの研究で使用さ
れるようになりました。

　また秋月氏ら[1]は，ネガティブサポートを「支援の意
図が存在するが否定的な結果をもたらす行為」と定義
し，不妊治療中の女性を対象としたネガティブサポート
に関する研究を行いました。そして，周囲の人々からの
支援行動を不妊女性が否定的に受け止める要因として，
① 不妊に対する因習的価値観，② 不妊体験のない相手，
③ 妊孕性の優劣，④ 治療経過に伴う心理状態と支援内

容との不一致，⑤ 支援行動の過剰，をあげました。

　また，同氏は，他のネガティブサポートの定義として，「① 効果的でない支援，② 過度の支援，③ 望まない相互作用，④ 不愉快な相互作用」[5] や「個人が他者ととり結ぶ関係の機能的側面が，当該個人にとって反援助的であること」[4] などを紹介していますが，定義は一定していないとも述べています。

　さらに，不妊女性が第三者との間で経験するネガティブサポートは，① 子どもについて詮索（せんさく）する，② 子どもについて干渉する，③ 不適切な助言・気遣い，④ 無神経で配慮のない行動，⑤ 不妊・生殖医療に否定的態度を示す，⑥ 子どもがいないことを悲観する，⑦ 子どもがいないことを非難する，⑧ 意図して子どもを作らないと誤解する，⑨ 接触を避ける[6]，とまとめています。

　ほかにもさまざまな研究が実施されていますが，医療の現場全体に，ネガティブサポートの概念が普及しているとは言えない状況です（実際に，筆者が「ネガティブサポートの研究をしている」と言っても，「何それ？」と言われることもしばしばです）。けれども，医療やケアの現場にこそ，ネガティブサポートは根を張り，息づいています。

② 医療者の言動が「ネガティブ」に受け止められてしまう背景

❶ 医療・ケアの現場における「ネガティブサポート」の特徴

● パターナリズムが当たり前であった職場環境

　一昔前まで，医師は絶対的，父権的な存在で，いわゆる「パターナリズム」が当たり前でした。『看護大事典 第2版』[7] によると，パターナリズムとは，ラテン語で「父」を意味する言葉に由来し，父（家父長）の言うがままに行動することが善であるというもので，そこから「医療でも専門家たる医師の言うがままに任せることが患者のためであり，素人が余計な口出しをすべきでないという考え」を指すようになったと言います。また，「ケアする人が患者の自己決定を無視して余計なお世話を行う場合をマターナリズムと呼ぶ場合がある」とされています。

　まさに前述したネガティブサポートと合致する内容ではないでしょうか。つまり，医療・ケアの現場ではネガティブサポートが正当なこととして長年認められてきた一面があると言ってもよいでしょう。

　近年，パターナリズムは否定されるようになり，患者が医師から治療方針について十分な説明を受け，納得し

た上で，患者自らが治療や処置を受け入れる決定を下すというインフォームド・コンセントが医療現場での必須事項となってきました。また，延命や治療効果のみをゴールにするのではなく，患者が自分らしく納得のいく人生や生活の質，すなわち，クオリティオブライフ（quality of life；QOL）の維持を目指すという考え方も重視されるようになっています。したがって，医療の現場におけるネガティブサポートの発生は，（治療や予防のためであっても）好ましくないことであると言わざるをえない状況になってきているのではないでしょうか。

　とは言え，筆者がこれまで調査をする中で，現在も医療の場でさまざまなネガティブサポートが日々行われていることが明らかになっており，パターナリズムも未だに存在するようです。

　医師だけではありません。医師とは異なる立場，たとえば，看護師，助産師として患者と接している方々は，時に医師と患者の仲介的（緩衝材的？）な役割を果たすことも多いとは思いますが，その一方で，パターナリスティック，マターナリスティックな言動をしている（ように見えてしまう）ことがあるようです。医師同様，患者やその家族のためにと思っての言動が，相手にはポジティブに受け止められないとしたら，やはり残念なことですが，そういうことが起こりやすい状況が揃った環境であるということに留意しておく必要があると思います。

●「治療」「予防」との兼ね合い

　医療・ケアの場で見られるネガティブサポートは，「治療」や「予防」といった，医療者にとっての使命を遂行する過程で生じるのがその特徴の一つではないかと思います。

　インフォームド・コンセントという言葉が日本でも当たり前に使用されるようになり，患者自身や家族が治療法を理解し，選択することができる時代になってきたのはここ数十年です。その前までは，患者に告知が行われなかったり，治療についてのていねいな説明がなかったり，選択肢が与えられなかったり，といったことは当たり前のように見られたはずで，医師の治療方針が最も優先されていたと思います。

　朝日新聞の記者である生井氏[8]の著書を読むと，彼女が取材を始めた 1990 年当時の日本における乳がん治療の状況がよくわかります。欧米では当たり前に行われていた乳房の温存療法が日本では一般的でなく，ハルステッド手術（定型的乳房切断術：乳腺全体と胸の筋肉，脇の下のリンパ節を取るもの）や，さらに大きな拡大手術（肋骨，鎖骨まで取るもの）が主流であった時代，「乳房を残す方法などない」と医師から言われていた女性が，手術台の上で麻酔が効くまで「切られたくない」と叫び続けたという話が紹介されています（この女性は，実は乳房を残す方法があったということを術後に知

り，半年間，泣いて暮らしたそうです）。また，がんで
あることも知らされず，麻酔から醒めたら乳房がなく
なっていた，という女性の話も掲載されていますが，イ
ンフォームド・コンセントどころか，告知をしないこと
が患者のためと考えられていた時代であればこそのエピ
ソードではないかと思います。

　「乳房」というものが患者にとっては大事なアイデン
ティティの一部であったとしても，医師から見れば治療
すべき病巣ですから，切除することの意味は両者で全く
異なるでしょう。

　さらに，遠藤周作氏[9]が創造した「善魔」（他人を傷
つける善意の押し売りやひとりよがりの善意の意）とい
う言葉を用い，「患者のために，と言って自分の判断だ
けを強調しては，善意は生きない」「善魔はわかりにく
い。本人も気づかない。医師は，癒したい，と思って患
者に向き合ったはずだ。なのに，せっかく治療をしても
患者からは恨まれる。このままでは，患者はもちろんだ
が，医師も，あまりに悲しい。ガンはすべて体から取り
去った。患部は治した，と医師は言う。が，その結果，
私の人生はメチャメチャになった，という女性たちに
会った」[8]と述べています。

　この「善魔」も，ネガティブサポートという言葉で表
現できるのではないかと筆者は考えています。

　時代は変わり，生井氏が描いたような一方的な医療は

少なくなっているはずではありますが，医師と患者のパワーバランスは依然存在するでしょうし，医師にその力点が傾いているほど，患者にとって「善魔」となってしまう可能性が高くなるのではないかと思います。

❷「ネガティブサポート」抑制の難しさ

● 行為をする人がネガティブな結果を予測できない

　生井氏[8]が「善魔はわかりにくい。本人も気づかない」と述べたように，ネガティブサポートは本人が気づかないからこそ，抑制することが難しいのだと思います。

　筆者自身は，2006年から障害児を養育するお母さんたちを対象とした調査を始めましたが，そのころから，医療者の言動がお母さんたちに忘れえない記憶として刻みつけられていることに気づき，そうした実情を発信していく必要があるのではないかと考えるようになりました。

　また，自分自身の言動がネガティブサポートになっていたことに気づかされたのもこのころです。

　あるインタビュー調査のときのことです。目の前の女性は，「（障害のある）お子さんは，あなたのもとを選んで生まれてきた」と他者から言われることに非常に腹が立つのだと話されました。そういう言葉を発した相手に

向かい，「あなたの方がよっぽど障害児の親として似合っている」と言ってやりたいのだ，とも。

　筆者はそのとき，言葉を失いました。自分自身も，障害のあるお子さんを産み育てている知人に，同じような言葉を掛けた記憶があったからです。もちろん，障害児の親として似合っている，という意味ではなく，縁あって，奇跡的にあなたのもとに生まれてきてくれた大切な命，ということを伝えたかったのですが，いずれにしても，相手にとって「あえてあなたのもとに生まれてきた」というニュアンスを含む物言いは不快であった可能性が高い……と，そのとき初めて気づいたのです。

　その後も確認の意味で，障害のあるお子さんを産み育てている女性を対象としたインタビュー調査において，同じような言葉を掛けられたことがあるか，そのときにどう受け止めたのかをたずねてみました。すると，そうした言葉を掛けられた経験があるという女性たちは一様に，「不快だった」という否定的な見解を示しました。そうした言葉を掛けられたことがないという女性の中には，「そんな失礼なことを言う人がいるんですか」と憤慨する方もいらっしゃいました。

　肯定的な意見は1人のみで，「義母から『私たちのところに生まれてくれたのは何か意味があるのだから，一緒に育てましょう』と言われたときは，とても嬉しかった」という身内からの声掛けでした。もちろん，皆が

13

皆，同じように受け止めるとは限りませんが，筆者自身が意図せずに人を不快にする言葉，傷つける可能性の高い言葉を口にしていたことは事実です。そして，そのことに気づかずに過ごすことの恐ろしさを実感しました。

　それでも，このときのインタビューをきっかけに，自身の失敗に気づき，そしてネガティブサポートの行為者となっていることに気づけたことは，次につながる前進ではありました。知らなければ，その後も筆者は不用意に同じ言葉を口にし，別の人を不快にさせていたと思うからで，これは「知る」ことでしか予防できないと思いました。怒りや悪意を抱いて発した言葉は，後で「言いすぎた」とか，「でも，これくらい言わないとあの人には伝わらない」とか，自分なりに発言を振り返り，評価することができます。けれども，「よかれ」と思っての言動は，相手の顔色が変わったり，怒らせてしまったということがはっきりわからない限り，自分から気づくことは難しいです。

　ましてやそれが医療者の場合，「こういうときはこうした方がよい」という教育を受け，その専門知識に基づいての言動であったり，専門職としての責任感ゆえの言動であったりする可能性が高いため，それが否定的にとらえられてしまう結果を，イメージしにくいのではないかと思います。

● ネガティブサポートを受けた人が黙している

インタビュー調査でさまざまな声を集めた後，全国の未就学児の母親 4,700 人を対象にインターネットによるアンケート調査（2020 年 2 月）を実施し，**「妊娠から出産までの間に助産師・看護師の言動で不快になり，相談するのをやめたことがある」**かどうかをたずねたところ，「そう思う」が 8.1%，「どちらかと言えばそう思う」が 16.2% と，全体の 24.3% が該当するという結果になりました[10-12]。

同様に，**「医師の言動で不快になり，相談するのをやめたことがある」**かどうかをたずねると，こちらはやや少なく，「そう思う」が 7.4%，「どちらかと言えばそう思う」が 15.5% と，合わせて 22.9% が該当する結果となりました。そうすると，助産師・看護師によるネガティブサポート体験者は約 4 人に 1 人，医師によるネガティブサポートも 4〜5 人に 1 人が経験しているということになります[10-12]。

さらに，**「他者が『よかれと思って』，もしくは『悪気なく』掛けたと思われるような言葉であなたが不快に感じたとき，相手にどのように接しましたか」**とたずねたところ，「不快であることを言葉で伝えた」が 4.0%，「それとなく態度で伝えた」が 11.4% と，合計 15.4% でした。一方，「何も伝えずにがまんした」との回答は 62.0%，「その他」が 1.3%，「不快に思ったことはない」

15

が21.2％でした。「不快に思ったことはない」という回答者を除いて，体験者のみを分母にしてみると，「何も伝えずにがまんした」は78.7％と約8割に上ります[10, 11]。

　要するに，不快なことがあってもそれを相手に伝えない人が大半で，それゆえに相手にも伝わらず，同じことが繰り返されるということなのだと思います。

● なぜ不快になるのかを理解することが難しい

　多くの人がネガティブサポートに接しても黙していると述べましたが，中には不快であることをはっきりと伝える方もいます。

　筆者がインタビュー調査をさせていただいた，発達障害のあるお子さんを持つ女性のお話をご紹介したいと思います。この女性は，お子さんの健診時に，母子健康手帳を見た保健師から，「（お子さんは）未熟児だったんですね」と言われたそうで，それを絶対に許せないと話されました。そして，その場で保健師に対し，激しく抗議したのだそうです。

　この保健師の表現について，看護専門学校の学生にどう思うかとたずねてみたところ，「何がいけないのかわからない」「なぜ」「どうして」という声が一斉に上がりました。未熟児でないお子さんに未熟児と言ったのであればまだしも，実際に未熟児であったのであれば，問題はないだろうと言うのです。

たしかに，お子さんの発育が標準以下である場合など
には，何か問題があるのかなど，医療者はいろいろな可
能性を考えるでしょう。そして出生時の体重が 2,500 g
未満であったとすれば，発育が標準以下であるのも納得
がいくと思います。そのため，母子健康手帳を見て，未
熟児であったかどうかに着目すること自体に問題はな
かったはずです。

　母子保健法第 6 条によると，「『未熟児』とは，身体
の発育が未熟のまま出生した乳児であって，正常児が出
生時に有する諸機能を得るに至るまでのものをいう」と
されており，医師／歯科医師，保健師・助産師・看護師
その他，国家試験を経て専門職となった方は，この定義
を勉強していると思います（母子保健法において，未熟
児に対する養育医療の給付が規定されている点など，医
師国家試験，看護師国家試験でも問われるところです）。
また，一般社会において広く普及している言葉でもある
でしょう。

　ただし，WHO は，以前は出生体重が 2,500 g 未満の
赤ちゃんを「未熟児」と呼んでいましたが，現在では
「低出生体重児」と呼ぶようになっています。そして，
こうした低出生体重児を出産した母親は，「小さく産ん
でごめんなさい」などの罪の意識をはじめ，さまざまな
ネガティブな思いを有すると言います[13]。

　そうしたことを考えると，この女性は，小さく産んで

しまったという罪悪感を抱き，発達の遅れなども自身の
せいではないかとの自責の念を抱き続けていたのかもし
れません。また，誕生からしばらくは，家族，親戚，そ
の他多くの人たちから，「小さい」という言葉を聞かさ
れ続け，そのたびに胸を痛めていたのかもしれません。

　女性は，不安や罪悪感など，さまざまな思いで心がパン
パンに膨れ上がった風船のようになっており，健診
時，多くの母子が集う場で，「未熟児だったんですね」
という言葉を掛けられ，それが風船に突き刺さる針のよ
うに感じられたのではないでしょうか。そして，風船は
割れ，それまでの思いが保健師への怒りとなって表出さ
れたように感じられてなりません。

　「未熟児」ではなく「低出生体重児」という言葉を
使っていれば，それほど大きな衝撃ではなかったのかど
うかはわかりません。しかし，多くの人が集まる場は自
分の子の発育の遅れをまざまざと見せつけられる場でも
あると聞いたことがありますので，苦しい思いをされて
いたのではないかと思いました。

　医療者は近年，低出生体重児を出産した母親の心理な
どにも理解を深めているとは思いますが，一般社会では
なかなかそこまで進んでおらず，「わあ，ちっちゃい！」
と思わず言ってしまう方もたくさんいると思います。

　生まれてほどない赤ちゃんが「小さい」のは客観的な
事実ですし，私たちが人間や他の動物の赤ちゃんを「小

さい」と言うときは，「かわいい」と同義であることが
多いと思います。

　でも，そうであったとしても，お子さんの出生体重が
「標準」よりも「少ない」ということを気に掛けている
親にとっては，「小さい」という言葉は聞くのがつらい
言葉かもしれず，ましてや多数の人がいる場でそれを示
唆するような言葉は使用しない方がよいのではないかと
思わされたエピソードです。

　とは言え，筆者自身も，インタビュー調査でこうした
お話を聞くまでは，不快になる気持ちを想像することが
できていませんでした。このように，法律で使用されて
いる用語，教育の場でも以前は頻繁に使用されていた用
語，一般社会でも当たり前に使用されている用語で不快
になる気持ちを推し量ることがなかなか難しい，理解が
及ばないという点が，ネガティブサポートを抑制する難
しさの中にあるのではないかと思います。

③ 医療者のネガティブサポートに着目する意義

　先に述べた生井氏[8]の「善魔」に関する言葉（本書 p.11）
を援用し，「ネガティブサポート」に置き換えて述べて
みると，「ネガティブサポートはわかりにくい。本人も
気づかない。医療に携わる専門職者は，患者のためにと

思って医療，ケアに力を尽くしたはずなのに，その言動が患者やその家族から恨まれる。このままでは，患者や家族はもちろんだが，医療に携わる専門職者たちも，あまりに悲しい」となるでしょうか。

　これまで述べてきたように，患者やその家族は，不快なことがあっても思いを表出しないまま，人によっては強い怒りを持ちながら，時を過ごす……。これは医療やケアに携わる方々にとって不本意なことではないかと思います。

　また現在は，ソーシャルネットワーキングサービス（SNS）などで病院や医療者について批判されることも珍しくはありませんし，患者満足度のアンケートなどを独自に行う医療機関などでは，不適切な言動について明らかにされることもあるかもしれません。そのような形で，ネガティブサポートの一端が，その行為をしてしまった本人に伝えられたり，公表されたり，あるいは本人の評価につながることがあるとすれば，あまりにも残念なことです（そのような意味で言ったのではない，そうした意図で行ったのではない，という申し開きのできない状況だとすると，なおさら酷と言わざるをえません）。

　医療を提供する側・される側の考えが100％一致しないまでも，何が患者やその家族からネガティブにとらえられるかを知るだけで，そうした残念なすれ違いの発生を抑制できるのではないか。それにより，患者とその

家族，そして医療を提供する側もリスクが回避でき，双方ともに満足の得られる結果となるのではないか。そう考えたことが，筆者がこの研究を始めた理由の一つでもあります。

また，医療者は生死に携わる職業ですので，ネガティブサポートが死のリスクを高めてしまうこともあります。

血友病患者にもたらされた，薬害 HIV 感染被害をご存じでしょうか。血友病は出血が止まりにくい病気（血液凝固異常症）ですが，アメリカで採取された血液を原料として製造された血液製剤（血液凝固因子製剤）の投与を受けたことにより，日本の血友病患者約 5,000 人のうち約 1,400 人が，HIV（ヒト免疫不全ウイルス）に感染してしまいました。これが薬害 HIV 感染被害ですが，アメリカでは 1983 年に加熱処理がなされるようになったのにもかかわらず，日本では加熱処理がなされた製剤が承認されたのは 2 年後の 1985 年でした。さらに，HIV 感染のリスクのある血液凝固因子濃縮製剤が回収されることはなく，1988 年まで HIV が混入している製剤が使われ続けたため，HIV 感染が拡大し，多くの人が亡くなったのです[14]。

当時の状況については，医師の立場から[15]，患者の立場から[16]，それぞれ詳細に語られています。これらからわかるのは，インフォームド・コンセントが当たり前でなかった当時，患者への説明や同意がないまま HIV の

検査が行われ，検査結果が陽性であったとしても，多く
の血友病の医師らは原則，「非告知」という方針をとっ
ていたということです。その背景には，HIV に関する
情報が乏しく，治療法もなく，カウンセリング体制も
整っていないなど，告知を受けた患者に十分な医療を提
供できない状況がありました。また，患者や家族には，
実際に告知を望まない方もいたようです[15]。とは言え，
「非告知」の方針ゆえにその後のエイズの治療や HIV の
発症予防へとつながらず[17]，二次・三次感染も生じた[14]
という側面もあり，「どうして告知を一切しないで，何
もしないで死んでいく人たちをそうやって見ていること
ができたんだろう」[16]，という患者の語りを読むと，や
はりこれは大変残念なネガティブサポートの例と言える
でしょう。

　一方で，幼いころから長年にわたり血友病の治療を継
続し，信頼関係を構築してきた患者だからこそ，治療法
が確立されていない段階で HIV 感染告知をすることが
難しかった，という医師の苦悩や後悔[15] からは，意図
せずネガティブサポートの行為者となってしまったこと
の苦しみも伝わってきます。

　このように，ネガティブサポートは，患者とその家族
の生死に関わる重要な告知，意思決定にも関連するた
め，医療の分野においては特に着目すべき重要な事柄だ
と筆者は考えています。

● 医療におけるネガティブサポートの研究

　ネガティブサポートに関する研究は，一般の（ポジティブ）サポートに関する研究よりもはるかに少ない状況ですが，国内外で蓄積しつつあります。

　ここでは，医療の分野（生殖医療，周産期医療）で先駆的な2つの研究についてご紹介したいと思います。

　秋月氏[1]は，不妊治療中の女性を対象としたネガティブサポートに関する研究の中で，周囲の人々が不妊女性の心情やニーズを適切に理解した上で支援行動をとること，そしてその理解を促すことが，医療者，専門家に求められる重要な役割の一つであると述べました。さらに，不妊治療中の患者が経験した医療者からのネガティブサポートについても調査を行い，「治療に関する不十分な説明」「治療上の意思決定への支援の欠如」「医師本位の診療展開」「治療上の態勢の不備」「受容・共感的対応の欠如」「無神経・無配慮な言動」「関心を向けない」「接遇マナーを欠く対応」「威圧的態度での対応」が見られたことを報告しています[18]。

　また，こうした不妊治療を乗り越え，子どもを授かっても，妊娠，出産，そして産後において，ネガティブサポートが垣間見えます。

　相川氏[19]は，周産期の女性を対象としたインタビュー調査を行い，妊娠期，産後1か月期では「対象者不在の情報提供」「共感が欠如したかかわり」，出産期では

「一方的な医療行為」「気持ちを表出できない雰囲気」，入院期では「個別性が排除されたかかわり」「医療的正義の押し付け」「自己判断力を奪うような情報提供」といったネガティブサポートが見られたことを詳述しています。

　助産師・看護師もまた，初めてお母さんになる女性に教育的な立場で関わることも多いせいか，その言動が医師同様にパターナリスティックに受け止められることが多いのかもしれません。ただ，もちろん誕生する子や母親のためを思っての言動であると思われ，それが予期せぬ結果となってしまうのは大変残念なことと感じられます。

　では，医療やケアに携わる皆様の言動が意図しない受け止められ方をしないためには，どうしたらよいのでしょうか。一律の答えを出すことは難しいですが，本書では，筆者自身が行ってきた調査を通して収集したデータを中心に，望ましくない・望ましい受け止め方をされた医療者の言動について例をご紹介しながら解説します。この問いへの答えを探す際の一助となれば幸いです。

I 章引用・参考文献

1) 秋月百合，高橋都，斎藤民，甲斐一郎（2004）：不妊女性の経験するネガティブサポートに関する質的研究．母性衛生，45（1）：126-135.
2) 秋月百合（2014）：Negative Social Interactions に関する先行研究の概観および不妊女性における研究課題．熊本大学教育学部紀要，63：279-285.

3) こども家庭庁：男性不妊について.
 〈https://funinfuiku.cfa.go.jp/dictionary/theme06/〉
4) 野口祐二（1991）：高齢者のソーシャルサポート：その概念と測定. 社会老年学，34：37-48.
5) Rook, K. S., Pietromonaco, P. (1987)：Close relationships：Ties that heal or ties that bind ？ Perlman, D., Johns, W. H. eds., Advances in Personal Relationships, Vol. 1, Greenwich, JAI Press, p. 1-35.
6) Akizuki, Y., Kai, I. (2008)：Infertile Japanese women's perception of positive and negative social interactions within their social networks. *Human Reproduction*，23：2737-2743.
7) 和田攻，南裕子，小峰光博総編集（2010）：看護大事典，第2版，医学書院，p.2375.
8) 生井久美子（1993）：私の乳房を取らないで―患者が変える乳ガン治療，三省堂.
9) 遠藤周作（1987）：冬の優しさ，新潮文庫.
10) 木村美也子（2021）：未就学児を養育する母親が遭遇するネガティブサポート及びそのインパクトに関する研究. 科学研究費助成事業研究成果報告書.
11) 木村美也子（2021）：未就学児を養育する母親のネガティブサポート体験に関する全国調査報告書，国立国会図書館NDLデジタルコレクション（電子書籍・電子雑誌）収載.
12) 木村美也子，山崎喜比古（2022）：未就学児をもつ母親のネガティブサポート体験と援助要請への抵抗感. 保健医療社会学論集，33：36.
13) 佐藤拓代（2012）：平成24年度厚生労働省科学研究費補助金（成育疾患克服等次世代基盤研究事業）重症新生児のアウトカム改善に関する多施設共同研究，[分担研究]低出生体重児の訪問指導に関する研究「低出生体重児保健指導マニュアル～小さく生まれた赤ちゃんの地域支援～」.
14) 社会福祉法人はばたき福祉事業団：薬害エイズ事件のあらまし.
 〈https://www.habatakifukushi.jp/record/aids/〉
15) 輸入血液製剤によるHIV感染問題調査研究委員会編（2009）：医師と患者のライフストーリー――輸入血液製剤によるHIV感染問題調査研究最終報告書，第2分冊（資料編：医師の語り）.
16) 輸入血液製剤によるHIV感染問題調査研究委員会編（2009）：医

師と患者のライフストーリー――輸入血液製剤による HIV 感染問題調査研究最終報告書，第 3 分冊（資料編：患者・家族の語り）.

17）好井裕明（研究代表者）（2008）：平成 17 年度～平成 19 年度科学研究費補助金（基盤研究 B）研究成果報告書「被害当事者・家族のライフヒストリーの社会学的研究―薬害 HIV 感染被害問題を中心に―.

18）秋月百合，甲斐一郎（2005）：不妊症患者が経験する医療者からのネガティブサポートに関する研究．母性衛生，46：182.

19）相川祐里（2004）：周産期の女性が体験した医療者からのポジティブ・サポートとネガティブ・サポート．日本助産学会誌，18（2）：34-43.

Ⅱ

意図を正しく
伝えるには？

＊本章で紹介する言動例は，筆者の複数回にわたる調査
　で得られた言説をもとに，個人が特定できないよう加
　工したものです。また，人物のイラストは，調査協力
　者の性別・年代に基づくイメージです。

型どおりの対応に
なっていませんか？

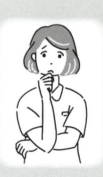

個別性・個人差を
考慮する

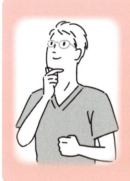

どのような職種であっても，たいていは「こういう場合にはこうすべき」という一定の基準があり，問題に対処されているのではないかと思います。医療者であれば，ガイドライン類や専門教育を受ける過程で得た知識，上の立場の人からの指示などがその基準になるのではないでしょうか。無論，こうした基準に基づき業務を遂行することが，おそらくは最も安全な方法であり，当然のことと思います。

　医療やケアに従事する方々（以下，医療者）が患者本人やその家族に望ましい行動を求めるとき，上記基準に沿ってのことが多いでしょうし，そもそも彼らの健康を第一に考えてのことでしょうから，たとえ一時的に反発を招いたとしても，話し合いを進めながら，自身の考えを貫かれてもよいと思います。ただし，型どおりの指示や助言，治療は時に画一的で，患者が向き合っている現実やニーズとずれてしまうこともあります。説明が足りなかったり，言葉の選択を誤ったりすると，相手は追い詰められているように感じたり，逆に（自分のことを診てくれているのではなく）一般論を言っているだけ，と感じたりしてしまうこともあるようです。

negative support

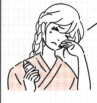

　助産師さんの産後の対応が冷たすぎると感じた。
　「ミルクを必ずこれくらい飲ませてください」と言われ続けても，飲んでくれないものはどうしようもない。赤ちゃんを抱えて，冷たくなっていくミルクを持って，どうしていいかわからなくて，一晩中，泣き続けた。

　太りすぎで健診で引っかかって受診したら，医師から「ダイエット！」と一言言われただけで終わってしまった。そんなことならわかってる。もっと具体的に生活習慣について解決する方法を知りたかった。これじゃ，何も変わらない。

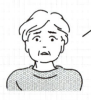

　父親のがん治療のとき。標準治療を行わざるをえないことは理解していたけれど，それ一辺倒ではなく，高齢の父の厳しい状態やささやかな希望に寄り添って選択肢を提示したり，代替案を考えてほしいと感じた。

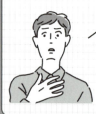

　聞きたいのは専門家の一般論ではなく，各個人の事情に合わせたアドバイス。当たり前のことだが，型にはめすぎた対応はやめてほしい。

最初の例では，助産師がミルクの量を明示し，母親に伝えたことはよかったのですが，実際に飲ませることができず，母親がそれに参ってしまっているということに思いを至らせることができなかったのが残念な点かと思います。「必ず飲ませるように」という"Do"の指示だけでなく，「飲んでくれないときは声を掛けてください」などとフォローをしたり，どうすれば上手に飲ませることができるのかという"How"を見せたりすることで，母親の受け止め方も違ったのではないでしょうか。

　2番目の例も，医師が間違っているわけではなく，肥満でどこかに異常が見られたのであれば，減量をすすめるのはきわめて当たり前のことと考えられます。けれども，そのような当たり前のことであれば受診してわざわざ聞くまでもないことで，こちらも患者は「ダイエットをせよ」という"Do"だけでなく，どうすれば生活習慣を変えることができるのかという"How"の答えを求めていたのではないかと思います。

　3番目と4番目の例では，患者は標準治療や専門家の一般論という正統な方法を知りながらも，個々の状況に応じた治療やアドバイスを求めています。これまで筆者が行ってきた調査では，同じような意見が男女を問わず多数見られましたし，こうした点こそ，活躍の場を広げるAIよりも，人間の医療者が柔軟に対応できる点ではないでしょうか。

positive support

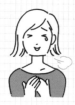

　出産後の入院中，指定された授乳時間に授乳できなかったとき，助産師さんから「授乳が終わった時間に合わせて次の授乳をすればいい」と言ってもらえて助かった。初めての出産で，「指定の時間に授乳して」と言われ，言葉どおり受け止めてやっていたので，自分の休息時間もとれなかった。あのとき助産師さんに話を聞いてもらえていなかったら困り果てていたと思う。

　うまく母乳が飲めなくて，代わりに砂糖水を与えたら泣き出してしまった赤ちゃんに，助産師さんが「どうしたの，そんなに焦って」と言ってあやしてくれた。また，「この子は砂糖水は好きじゃないみたい」など，赤ちゃんにも性格や個性があるという前提で接してくれた。

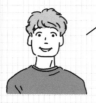

　うつ病で父親としての役割をちゃんと果たせていないと思っていたが，医師からの「それは仕方ないよ，病気なんだから。どうしてもつらくなったら，ご両親に任せて別室に逃げてしまっていいと思うよ。何より大事なのは，あなた自身なんだから」という言葉に救われた。

最初の例では，指定の時間に授乳するように言われていたものの，それができなくなったときに助産師が話を聞き，代替案を出しています。要は，自分のタイミングで授乳すればよいということなのですが，たったそれだけのことでも，「助かった」と受け止められています。

　次の例では，助産師が赤ちゃんに話し掛け，この赤ちゃんが砂糖水を好まないことをさりげなく指摘していますが，それを母親は「赤ちゃんにも性格や個性があるという前提で接してくれた」と好意的にとらえています。ほかにも，「看護師さんが，子どもの発達段階に合わせて個性を把握して対応してくれるため，すごいと思うことが多い」（30代女性）など，一人一人の子どもの個性を見つけ，その特徴に合った対応をしていると，その姿は親にもしっかり伝わるようです。

　最後の例は，父親としての役割を果たせていないと考えているうつ病の男性ですが，医師は「父親なのだから」という考えを励ます方向に使わずに，むしろそこからの逃避を提案し，男性はその言葉に救われています。

　いずれの例も，型どおりの，一律な方法をすすめず，個別の状況を踏まえた上での方法，考え方を提示していることで，患者側から非常に肯定的に受け止められています。

先入観を持って対応していませんか？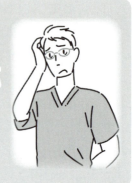

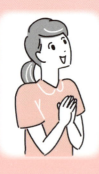 決めつけず，共感を示して対応する

「最近の若者は……」と年長者が若者の考え方や行動を批判するのは，いつの時代にも見受けられますし，家事，育児についても世代によって「正しい」やり方が異なる側面があり，互いが批判し合うことも日常生活の中ではよく見られる光景ではないかと思います。

　医療者も，年代によって価値観が異なるでしょうし，たとえば子どもの健康や成長に好ましくない親の行為についてさまざまな報告を見聞きする中で，「近ごろの親は……」と批判的な見解を述べたくなることもあるでしょう。

　あるいは，意識する・しないにかかわらず，医療者自身が家庭内における役割について何らかのイメージを抱いている場合もあり（例：父親，母親，息子，娘，婿，嫁，舅，姑，あるいは出生順序），その視点から患者に助言を行ったり，叱咤激励したりすることもあるかもしれません。いずれにしても，そうした医療者の行為の根本にあるのは，目の前にいる患者に対して望ましくない行動について伝え，本人とその家族の健康に及ぼす負の影響を減じたい，という思いではないでしょうか。

　ですが，望ましくない行為を目の前の人が実際にしているかどうかの確認をせず相手に批判的なことを言ってしまうと，それは医療者の先入観に基づいた事実と異なる指摘，相手側からすると，濡れ衣を着せられたようにとらえられる可能性があります。

negative support

　3歳児健診のときに，子どもの口数が少ないような気がすると医師に伝えたら，私がテレビやスマホを子どもに与えていて相手をしていないのが影響しているのではないかと言われた。実際には2歳までテレビも見せたことがなく，スマホを持ってもいなかったのに，全くこちらの話を聞いてくれないだけでなく，母親の手抜きと言わんばかりのことを言われてとても不快だった。

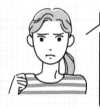

　子どもの体の発達がやや遅く，原因は母親がすぐに抱っこをして甘やかしているせいだと医師に言われた。実際，そういったことはないので，決めつけられて不快だった。

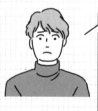

　妻が過労で倒れた際に，看護師さんから，「たまには奥さんが子どもと離れる時間を作ってあげて」と言われた。「作っていますか」と聞かれずいきなり「作っていない」と決めつけて言われ，不快に感じた。実際には，普段から妻が子どもと離れる時間を作っているのに。

はじめの 2 つの例では，医師が母親に対し，「テレビやスマホを与えて子どもの相手をしない」「すぐに抱っこをして甘やかしている」と有無を言わさず決めつけ，心当たりのない母親を不快にしていました。事実でないのであればなおさらですが，心当たりがあったとしても，子どもの問題を「母親のせい」と医師が言及してしまうことには，かなりのリスクが伴うと思います。また，こうしたときに母親が「私はそのようなことはしていません」と反論できればよいのですが，いきなり医師に責任を問われ，理路整然と返すどころか何も言えずにその場を去り，後で思い返しては悔しい思いをする，というケースの方が多いのではないでしょうか。

　3 番目の例でも，看護師が夫に事実を確認せずに，「時間を作ってあげて」と発言したことが，夫には「決めつけ」と受け止められています。看護師ははじめから夫が妻をいたわらない（だから過労で倒れるのだ）と考えていたのか，単に「時間を作っていますか」と一言たずねるのを省略したのかは不明です。倒れた妻の身になって，何か言わずにはいられなかったのかもしれません。いずれにしても，このようなときは夫も自身を責めているかもしれないので，声を掛けるときには，夫をいたわる言葉なども掛けながら，徐々に会話を増やしていく方が効果的かもしれません。

positive support

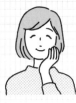

　子どもがゲーム依存で受診したとき，小児科の看護師さんは，「そもそもゲームを買い与えるからいけないんだ」とか，「時間を決めないからダメなんだ」とか，そういうことは一切言わずに，「うちの子も同じだよ」と理解を示してくれた。「お母さんは頑張っているよ」と言われて心から嬉しかった。

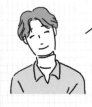

　妻が2人目の子を出産し，上の子を連れて病院に見舞いに行ったところ，上の子が「朝食べたカップラーメンがおいしかった」と突然言った。部屋にいた助産師さんから，子どもにろくなものを食べさせていないと思われそうで嫌だったが，「私もたまにすごく食べたくなる日がある」と笑って言ってくれた。普段は頑張ってごはんを作っていたつもりだったので，その日のラーメンだけで判断されるのはしんどかったが，救われた思いだった。

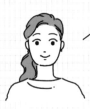

　高齢出産というだけで，周囲の人からは自然分娩を反対された。でも，産科医はまず私の希望を聞き，ていねいに検査をし，十分な説明をした上で，「一緒に頑張りましょう」と言ってくれた。妊娠中から不安もなく出産までできたのは先生のおかげだと思っている。

最初の例は，子どものゲーム依存＝親の責任というような一般の反応がうかがい知れる内容です。母親はあらゆる手を尽くし，それでもどうにもならないから医療機関を受診したのではないでしょうか。そうした母親に対し看護師は，自分の子どもも同じだと伝え，母親の頑張りを認めることで，心理的負担を軽減していました。こうした依存症や疾患，望ましくない行動について，家族の責任が問われるのは珍しくないことと思いますが，家族を責めるのではなく，共感する姿勢を示す方が，前向きな姿勢でケアに取り組めるのではないかと思います。

　2番目の例は，インスタントラーメン＝手抜き，健康によくない，という思いが父親自身の中にあり，それがバツの悪い思いにつながったのでしょう。ですが，助産師は「自分もたまに食べたくなる」と肯定することで，父親のネガティブな思いを軽減していました。特定の食品が否定的な響きをもって受け止められることはよくありますが，否定ではなく共感を示すことで次の会話へとつながるかもしれません。

　3番目の例も，医師は「高齢出産＝ハイリスクだから自然分娩には反対」という姿勢ではなく，まずは妊婦に共感を示し，検査と説明を尽くした上で，その希望に沿おうとする姿勢を示しました。そしてそれが出産に至るまでの妊婦の心理的負担の軽減につながったようです。

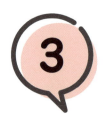

「わかっていて当然」との思いで接していませんか？

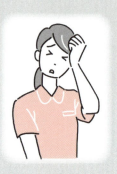

▼

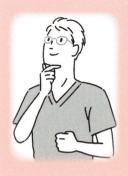

「わからない」ことを前提に対処する

それまで触れたことのない事柄に初めて触れる人は誰でも初心者で，何もわからなくて当然です。

　たとえば，携帯電話さえも使用したことがなかった時期の筆者が初めてパソコンを購入し，取り扱い説明書を見たときには，絶望的な気分になり，次に怒りに震えました。書かれている言葉の多くの意味がわからなかったからです。「ダウンロード」が何かもわからず，それを検索する術も知りませんでした。

　当時は，初心者に対する配慮，想像力が欠けていると，説明書を書いた人を恨めしく思いましたが，いつの間にか筆者自身も，言葉の意味を説明することなく，「こちらからダウンロードしてください」と言うようになっていました（初心は完全に忘れました）。

　人々は学んだ知識，経験によって得られた知見，関わっている分野の常識などから，関連する人たちの間で通用する「知っていて当然」「当たり前」を有しています。けれども，ある職種では当たり前のことが，それ以外の人の当たり前になるわけではありません。

　こうした，医療者と医療機関等を訪れる人との間にある大きなギャップについては，すでに医療者の皆様自身も認識されていることと思いますが，忙しさに追われる中で，つい忘れてしまうことはないでしょうか。

negative support

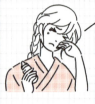

初めての出産で入院していたときに,助産師さんから授乳のタイミングについて,「お母さんなんだから,わかるでしょ？！」と言われた。以来,私がわからない（ダメな）せいで子どもが寝てくれないのだと自分を責め,毎日泣きながら世話をしていた。

看護師さんの「こんなこともわからないの？」というような言動は,初めての出産で何もわからない私にとって,とても不快でつらいものだった。

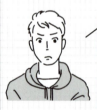

入院中,病院のルールについて全く知らなかったことがあって,看護師さんにすごく怒られた。ただでさえ精神的に参っているのに,知らなかったということで追い込むのはやめてほしい。

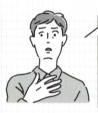

何が不安なのかもわからないほど不安だったから,看護師さんについ些細なことまで聞いてしまったけれど,眉間にしわを寄せてため息をつくなど,あからさまに嫌な顔はしてほしくなかった。

最初の例の，「お母さんなんだからわかるでしょ？！」という助産師の言葉は，「わからない自分は母親失格」のように解釈され，「毎日泣きながら新生児の世話をする」という事態を招いていました。

　2番目の看護師の例も同様です。医療者には，「親になる人には，せめてこれくらいの知識は持っていてほしい」という期待や願いが根底にあるのではないかと思いますし，赤ちゃんのことを思って，親としての自覚を促したい気持ちもあるかもしれません。しかし，残念ながらこうした医療者の言動は，相手には「責め」のように受け止められてしまいました。

　3番目の例の「病院のルール」については，医療者としては注意せざるをえないことかもしれません。ただし，「ルールを知っていて破っている」のと，「知らないでしている行為」とでは全く異なるので，決めつけるような言い方は避けた方が無難です。

　最後の例は，医師，看護師，その他の専門職ならびに受付・事務に至るまですべてのスタッフの皆様にあてはまることだと思います。忙しい業務の中で，たずねられた内容が「いちいち聞かなくてもわかるようなこと」と思われる場合，ついいら立ってしまうこともあると思います。でも，医療の現場を知らない患者やその家族にとっては「聞かなければわからないこと」ばかりで，不安だらけの中にいる可能性もあります。

positive support

　初めての出産で授乳がうまくいかず悩んでいたとき，助産師さんがこまめに様子を見に来てくれて，「こうすればうまくいくかもしれませんよ」とアドバイスをくれたのがとても嬉しかった。

　助産師さんは，私が3回目の出産でも，「わかっているでしょ」というような態度はなく，いつでも不安がなくなるように対応してくれた。

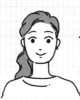
　子どもの入院という初めての経験に動揺していたとき，看護師さんは，こちらが聞きたいと思うようなことを察知して説明してくれていた。細やかな心遣いのおかげで，前向きに治療に取り組めた。

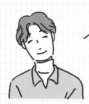
　子どもが熱を出し，おろおろしながら小児科に連れて行ったら，待ち時間の間に看護師さんが「今日は同じような症状で来られるお子さん，多いんですよ」と言ってくれた。それだけでもほっとした。

最初の例では助産師が，「何をすべき」という“Do”ではなく，「こうすればうまくいくかもしれませんよ」という“How”をやんわりと伝え，「指導」するような雰囲気を消しています。また，「こまめに様子を見に来てくれる」という行為が，初めての出産で不安を抱いているであろう母親に対し，「気に掛けている」というメッセージにもなっています。

　2番目の例では，「助産師さんは，私が3回目の出産でも，『わかっているでしょ』というような態度はなく」とあり，実際には「わかっているでしょ」という扱いがさまざまな場面で見られたのかと思います。それゆえ，経験あり＝わかっている，と決めつけずに，不安に寄り添う姿勢を示した助産師のことを，母親はありがたく感じたのではないでしょうか。

　3番目の例は，子どもの初めての入院という状況に戸惑う母親が何を知りたいのかを看護師が推察し，説明することで，安心感を与えていたのではないかと思います。それを母親は「心遣い」と受け止めていました。

　4番目は父親の例ですが，初めての子育てで比較できるものがなく，わが子が深刻な状態なのではないかと不安で一杯になっていたそうです。そのようなときに，「同じような症状の子どもがたくさん」という話を聞き，安心できたと言います。さりげない声掛けのように見えますが，この看護師の対応は，非常に効果的なものだったと思います。

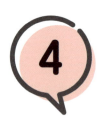

病や障害に対するネガティブな考えが言動に出ていませんか？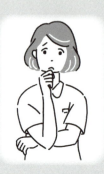

▼

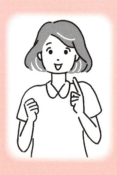 不安が軽減する情報を提供する

治療の困難さや家族の負担の大きさ，医療費の問題など，さまざまなリスクをより身近に感じる機会があるがゆえに，重篤な病や障害に対し，否定的な見方をする医療者も存在すると思います。個人としてそうした価値観を有することは自由で，非難されるべきことではありませんが，医療を提供する場でそうした価値観が垣間見えてしまうと，当事者や家族を否定しているように受け止められることもあります。

　さらに，病や障害について情報を提供する際にも，ネガティブな側面ばかりが強調されないよう，注意が必要だと思います。患者やその家族に，「心構えをしてほしい」「気をつけてほしい」という気持ちから，リスクをより強調して伝える必要があるのかもしれませんが，一方向だけの情報提供になってしまうと，当事者やその家族は希望を見出すことができず，救われない思いを抱いてしまうかもしれません。

negative support

　里帰り出産で，実家近くのクリニックを受診した時点で，子どもに障害があることがわかっていたそうです。でも，「中絶させようにもできない時期だったから，そのまま黙って出産させた」と医師は私の父に言ったそうです。母親である私本人に黙っていたことに加え，障害がある子どもは中絶すべきという考えにとても腹が立ちました。

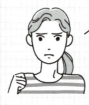

　出産後，夫とともに医師に呼ばれ，子どもがダウン症であると診断されたとき，「長く生きられるかわからない。歩けるようになるかもわからない」と，悪いことばかり言われました。

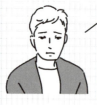

　自分はもう悪くなる一方だとわかってからは，「また数値が下がっていますね」と聞くのがつらくなりました。医師はていねいに悪い結果ばかりを説明してくれるんだけど，それは自分でもわかるので，維持できているところを指摘してほしいですね。

最初の例において，医師は，出産以外の選択肢がない状況で，あえて不安になることは告げず，心穏やかに妊娠生活を送らせようと，本人や家族に黙っていたのではないかと思われますが，ここでは当事者が情報を知る権利については，考慮されていません。さらに，「中絶させようにもできない時期」という言葉とその意味（中絶できる時期であれば子どもの障害について情報提供し，中絶を促した？）に母親は傷ついています。

　ほかにも，「お腹の子に障害がある可能性が高いとわかると，産まないのが当たり前のような言い方をする医師もいます。それは，完全な越権行為です」（40代女性）という母親の声も見られ，障害を理由とした人工妊娠中絶が一部の医師には当然のように受け入れられている現実がうかがえます（日本では法律上，障害を理由とした人工妊娠中絶は認められていませんが）。

　2番目の例は，障害のある子どもについて，ネガティブな情報ばかりを提示しているもので，これはかなり以前から日本では見受けられていたことでした。近年は，こうした情報提供のあり方について改善されてきたように思いますが，実際に調査をしてみると，最近でもこのような体験をしている人が存在することがわかりました。

　3番目の例は，慢性的な疾患で，悪化の一途を辿ることが予想されている状態でした。この患者は，どの数値が下がるとどうなるのか，維持できていると状況はどう

なるのか，などを自身でも相当調べ，学んだそうです。そのため，受診し，数値を提示されれば悪くなっているのは自分でもわかるということで，その「わかっている部分」を医師がさらに指摘することに対し，つらさを感じていました。このように，悪化する疾患で，数値がその判断基準になっている場合，医師は当然，そこに注視することと思いますし，何も言及しないということは現実的に難しいかもしれません。ですが，維持できている数値などについても指摘するなど，何かしら希望が持てる情報を提示すると，患者のつらさも少しは軽減できるのかもしれません。

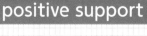

positive support

　羊水検査で子どもがダウン症だとわかったときに，看護師さんや先生が，「障害はその子の個性」「いろんなサポートもある」「とってもかわいい」と話してくれて，気持ちを切り替えることができました。

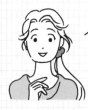

　子どもの心臓に合併症があったので，生まれてすぐ転送されたのですが，その病院の医師から受けた障害に関する説明や，看護師さんたちのわが子に対する肯定的な対応で，私自身も少しずつ前向きになれました。

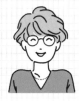

　生まれたばかりの子どもに障害があることがわかり，毎日泣き続けていた私に，先生や助産師さんが「障害児のママたちは，最初は大泣きしても，子育てをするうちに，皆笑顔になるのよ」と話してくれました。
　こんなふうに，医師やスタッフが「希望の光」はあるのよ，と励ましてくれることが大事だと思います。そうした医療者の態度が，母親や家族の人生を開かれたものにするのか，閉じられたものにするのかを決定づけると思うから。

ここにご紹介した女性たちの体験は，先にあげたネガティブサポート例とは対照的です。医療者が障害を肯定的にとらえるような発言，対応をすることで，母親が前向きになることができるのだということを示唆している例とも言えます。

　もちろん，医療者がいくら病や障害について肯定的な情報を提供しても，子どもの成長や将来を悲観したり，治療を拒否したりする方もいるでしょう。生涯にわたって自宅で子どもをケアする必要がある場合などは，実際に親の人生が左右されることもあるわけですから，一時点でしか関わりのない医療者にどこまで踏み込んだことが言えるのか，難しいところでもあるでしょう。

　ただ，病や障害があってもできることに焦点を当て，情報を提供することは，マイナスになることはないのではないかとは思います。ほかにも，暮らしを支える福祉システムなどについての情報を提供したり，より詳細な内容について問い合わせることのできる窓口やソーシャルワーカーにつないだりすることなども重要ではないかと考えます。

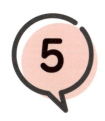

「がまんするのが当然」だと思っていませんか？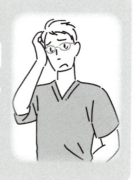

痛みを理解し，頑張りを認める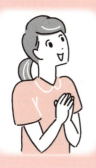

日本は緩和ケアについて，欧米よりもかなり遅れていると専門の医師に聞いたことがあります。医療技術というよりも，痛みに対する考え方が異なるのかもしれません。

　よく言われることですが，日本の無痛分娩の実施率は欧米に比べ，低率です。「お産は苦しくて当たり前」「痛い思いをしてこそ一人前の母親になれる」といった考えが今も根強く残っていることがその背景の一つにあるとされますし，可能な限り自然に子どもを産みたいという女性も多いのではないかと思います。

　また，治療が最優先される側面もあるでしょう。極端な痛がり，怖がりである筆者は以前，知人の医師と雑談している最中に，どうして検査や治療の際に，患者の痛みを取り除くことを最優先して考えてくれないのか，とたずねたことがあります。その答えは明確で，「患者の痛みをいちいち想像していたら，治療できない」ということでした。これはあくまでもその知人の見解で，医療者を代表する考えではもちろんありません。ですが，そのとき，医師が最優先すべきと考えているのは命を助けること，治療することで，目の前の痛みを取り除くことが最大の関心事である筆者とは見ている先が異なるのだと実感しました。

negative support

　陣痛で苦しんでいるときに，分娩担当の助産師さんから「いい加減にして！」と言われた。陣痛のあまりの痛さに落ち着いていられなかったのだけれど，その言い方はないと思った。

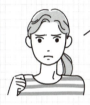
　肺炎になったときに胸が痛いことを伝えたら，医師から「この程度で痛むことはあまりない」と言われたのが不快だった。「痛い」と言っているのにその返しはないだろうと。同調してほしかった。

　体が痛いときに「気持ちの問題ですね」と言われたことがつらかった。

　こっちが苦しい思いをしながら胃カメラを飲んでいるときに，「そんなにつらいの？」とか言わないでほしい。

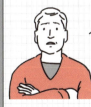
　痛みを訴えている患者に向かって，看護師が「痛がりだ」とか，「普通は耐えられるでしょう」と言うのはあんまりだと思う。

治療や検査を受けるために医療機関を訪れている人は，病気を治すことが目的であり，そのために痛みをがまんするくらいは当然，という考えもあるでしょう。陣痛も，苦しいのは一時だけで，誰もが乗り越えてきたのだから，がまんできないはずがない，という考え方を持つ人も比較的多いと思います（少なくとも筆者は耳にタコができるほど言われてきました）。

　ましてや医療者は，患者や妊婦が痛みに耐えている状況を数え切れないくらい見ていると思いますので，「比較する目」と経験に裏打ちされた知識を有しているはずです。したがって，この程度のことでここまで痛がる人はいない，とか，もっと苦しい思いをしているに違いない患者や妊婦がいるのになぜ，という思いを抱くことも当然あると思います。

　ただ，「痛い」「怖い」と思っている当人には，その人自身の感覚しかわかりませんし，他者と比較することはできません。比較できたとしても，痛がっている他者を見て，自分の痛みや恐怖が消失するわけではないのです。

　ここでご紹介したのは本当に一部で，同じような体験は非常に多く見られます。

positive support

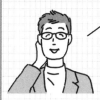

内視鏡検査の前に，50代くらいの看護師さんから，「つらかったら私の手を握ってくださいね」と声を掛けられたが，内心，手なんて握ることはないだろうと思っていた。でも，いざ検査が始まったら耐え切れない痛みで，看護師さんの手を思い切り握っていた。後になって，申し訳なかったという思いと，ありがたかったなという気持ちで一杯になった。

初産のとき，出産後，助産師さんに「すごく頑張ったね」とほめていただき，それが子育てを頑張る力になったと思う。

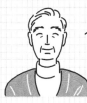

「喉が痛い」と言ったら，「結構，腫れていますね，これは痛いよね」と同調してくれると嬉しい。体調に異変を感じて病院に行っているので，そんな一言でも，親身になって診察してくれているんだなという気持ちになる。

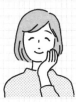

痛みに共感してもらえて嬉しかった。目を見て，一言だけでも「つらいね」など共感の言葉がもらえると嬉しい。

最初の例では，内視鏡検査にやって来た患者に対し，看護師はその痛みをよく理解し，先回りして対処していました。検査を痛がる患者を多く見てきても，それに慣れ，痛みを軽視するのではなく，初めてその痛みを経験する患者の身になって，声掛けを行っている，素晴らしい一例だと思います。

　2番目の例も同様で，助産師であれば出産に立ち会うことは珍しくなく，お産で女性が頑張るのは当たり前，と考えても当然のように思いますが，この例の女性にとっては人生で初めての出産体験であることを認識し，頑張ったことを認めています。そしてそのたった一言が，女性のその後の「子育てを頑張る力になった」ということに，筆者は大変驚きました。

　3番目と4番目も，「痛いよね」「つらいね」と同調することの大切さを表しています。患者は，こうした一言でも「共感してくれている」「親身になって診察してくれている」という思いを抱くことができるようです。

　医療者が「患者は痛みをがまんするのが当然」と考えるのではなく，個々の患者が経験する痛みを理解し，頑張りを認めることが，「親身」の一つの形になるのではないかと考えさせられる例です。

訴えの軽視・拒否につながる言動を示していませんか？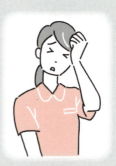

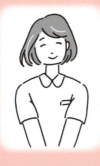 一つ一つの訴えに真摯に向き合う

⑤節で，相手の痛みを理解することの重要性について述べましたが，不調やさまざまな困り事について，患者側が訴えても医療者が理解を示してくれない，という声も非常によく聞きます。そうした不満から，医療機関を変える患者もいれば，医療から遠ざかってしまう患者もいます。

医療者の側から見ると，受診するほどの症状でないのに来院し，あれこれ訴える患者に時間を割かれるのは避けたいことかもしれません。ですが，専門的な知識がなく，重症度や緊急性がわからない場合，受診すべきかどうか判断できず，恐縮しながら来院するケースも少なくないことに思いを馳せることも重要かと思われます。

無論，救急車をタクシー代わりに利用するようなことは他の重症・重傷者に迷惑になるので控えてもらう必要があります。一方で，戸惑いながら受診し，医療関係者の顔色をうかがい，軽症であると申し訳なく思う患者やその家族もおり，こうした方たちは，医療者が「この程度で受診するなんて」という言動を（無意識的にでも）見せてしまうと，それがネガティブなイメージとして深く記憶に刻まれてしまうかもしれません。せっかくの診療がそのような結果に終わってしまうとしたら，とても残念なことだと思います。

また，患者の訴えを軽視してしまうことでリスクを見逃す可能性も高まります。

negative support ①

　体の不調を訴えたとき，医師が「なんだ，そんなことか」「その程度のことで。面倒くさい」といった態度をあからさまに見せることがある。大したことがないのであればそれを伝えてくれるだけでいいのに，相談に来たことがさも悪いことであるかのような態度をとられると実に不快で，その経験のせいで本当に危ういときに相談をためらうようになってしまう気がする。

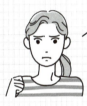

　息子がまだ生後2か月ぐらいのころのこと。呼吸が荒くなったり，えずいたりして苦しそうにすることが多く見られて……心配になって病院に連れて行くと，医師に「お母さん，それはよくあることだから！　その程度のことで来るお母さんよくいるんだわ」と鼻で笑われてとても不快だった。

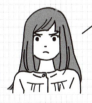

　初めての育児で不安で一杯，真剣に悩んで相談したのに，「そんなこと，全然心配することじゃないよ」と軽くあしらわれた。ごく当たり前のことのように扱われたことで，自分は当たり前のこともわかっていないと言われたようで落ち込んだ。

negative support ①

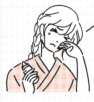

「何か困ったことがあったら何でも言って」と助産師さんに言われていた。それで，母子同室だった赤ちゃんが泣きやまず食事がとれなかったときに，少し預かってもらえないかと頼んだら，「そんなんで，退院したときどうすんの？」と言われた。

出産まで不眠症が悪化して眠れない日がずっと続いていたが，産後2日目に久しぶりに眠気があった。「入院中は赤ちゃんを私たちに預けて寝てください」と言われていたため，「久々の眠気なので預かってもらって朝まで寝たい」と詰め所に預けに行くと，「朝まで寝たい？ はい？」とバカにするような言い方をされた。さらに続けて，「産んで終わりじゃないんだけど？」と言われた。

結局預かってはくれたが，そう言われたことに対して思うことがたくさんあり，朝まで全く眠ることができなかった。

ここでは，受診や相談の内容が軽視されたり，支援を求めても拒否されたりしたという体験をご紹介しました。

　1〜3番目の例では，自身が受診したこと，相談したことを医療者に否定的に受け止められたと感じている様子がうかがえます。

　「鼻で笑われて」「軽くあしらわれた」など，自身の訴えをまともに聞いてもらえない口惜しさも表出されており，最初の例の男性が危惧しているように，本当に危険なときに受診をためらってしまわないか心配になります。このほかにも，「『気にしすぎ』という言葉は使わないでほしい」などといった声が多く，この言葉の使用は，慎重にすべきと思います。

　最後の2つの例に関しても，実はよくお聞きする体験です。具体的には，医療者側が，「困ったことがあったら何でも相談して」などと言ってくれたから相談した（お願いした），にもかかわらず，甘えているようにとらえられた，拒否された，という内容です。この場合，医療者側が単なる社交辞令を言ったのか，その時点ではそう思っていたものの状況や気が変わったのかはわかりませんが，いずれにしても聞いた側はそれを信じてしまうでしょうし，期待した分，落胆や失望は大きくなってしまうのではないでしょうか。

negative support ②

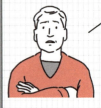

　自分が感じている症状からこういう病気になっているのではないかと伝えているのに，医師から「そんなことはありえない」と言われ，結局，しばらく経ってやはり自分が伝えていた病気だったことが判明。悪化していて再手術となったことがあった。自分の知識外のことは認めないような態度は改めてほしい。

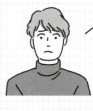

　妻が「お腹が痛い，赤ちゃんが下りてきているんじゃないか」と言うのであわてて産婦人科に駆け込んだのに，盲腸の術後の痛みだろうと言って聞いてくれなかった。結局，陣痛だった。

　陣痛が始まったように思い，病院に行ったのに，陣痛はそんなもんじゃないと言って帰された。痛みに耐えて，耐えて，もうダメだと思ったところでもう一度病院に行ったらすぐに生まれてしまった。長年不妊治療をしてやっと授かった子で，昼のうちに入院させてくれていたら，年老いた両親を病院に呼ぶこともできたのに……。もう二度と機会がないと思うと，残念という言葉では言い表せない。5年経った今でも，怒りがこみ上げてくる。

こちらでは，受診や相談の内容が否定・軽視されたものの，結果的に患者の訴えが正しかった，という例をご紹介しました。

　患者は医療については素人なのだから専門知識や経験に裏打ちされた医師の言うことを聞くべし，という考えが根底にあったのだとしたら，Ⅰ章で解説したパターナリズムの片鱗とも考えられるでしょう。こうした対応が，予期せぬ結果を招いてしまったら，訴訟のリスクも生じかねません。

　陣痛については，苦しまない妊婦の方が珍しいでしょうし，痛みや苦しみに対しては「あって当然」と見なして，医療者は少々のことでは動じない（動じては困る）のがプロフェッショナルな対応なのかもしれませんが，陣痛の軽視も一つ間違えれば医療過誤につながる可能性があります。経験値（知）だけに頼らず，一人一人の声に注意深く耳を傾けることが重要かと思われます。

　こうした痛みの訴えの軽視は，産婦人科に限らず，痛みを長時間訴える患者を多く扱う診療科などでも見られるようです。また，手術中に麻酔が切れてしまう術中覚醒により，PTSDを発症するに至る例もあることから，痛みには十分すぎるほどの配慮が必要でしょう。

positive support

　かかりつけ医の先生は，子どもの体調不良が続き，不安で連日訪れたりしたときにも嫌な顔一つせず受け入れてくれるので，本当にありがたい。

　息子が10か月のころ，頰に肉がついているだけだったのを，腫れているのではと勘違いして病院に行ってしまった。謝ると，「心配なことがあったら，いつでもどんなことでも来ていいんだよ」と優しく対応していただき，本当に嬉しかった。

　子どもを受診させたときに，結果的に大したことはなかったけれど，「心配になりますよね！」と言ってもらえて安心できた。

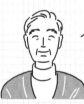
　いつも行く皮膚科では，心配なことがあると質問している。しっかり説明してもらえるので，納得して薬を使ったり，自分でも気をつけたりすることができる。

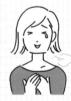
　看護師さんに，「ふらっと立ち寄るみたいな感じでいつでも気楽に来てね」と言ってもらえた。「心配しなくていいよ，いつでも話しに来ていいからね」とも言ってもらえて，涙が出るほど嬉しかった。

郵 便 は が き

1 1 2 8 7 9 0
105

料金受取人払郵便

小石川局承認

8270

差出有効期間
2026年8月31日
まで(切手不要)

(受取人)
東京都文京区関口2-3-1
株式会社
日本看護協会出版会 編集部 行

ご購読ありがとうございます。今後の企画の参考にさせていただきますので、お手数ですが、
ご記入の上、ご投函ください。抽選で毎月QUOカードを進呈いたします。
個人情報につきましては厳重かつ適正に管理いたします。

ご住所(自宅・勤務先) 〒	TEL：
お名前(フリガナ)	歳
ご勤務先・学校名	部署

●ご職業

学生	( )年生　□大学院　□大学　□短大　□専門学校　□高等学校
教員	職歴( )年　□大学　□短大　□専門学校　□高等学校　□その他
臨床	職歴( )年　□部長　□師長　□主任/副師長　□スタッフ
訪問看護師	職歴( )年　□所長　□管理職　□スタッフ
資格	□専門看護師(分野：　　　　　)　□認定看護師(分野：　　　　　)
購入書籍のタイトル	(　　　巻)

●メールインフォメーション会員募集
　新刊、オンライン研修などの最新情報や、好評書籍の
　プレゼント情報をいち早くメールでお届けします。

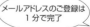
メールアドレスのご登録は1分で完了

●本書を何でお知りになりましたか？　該当するものに☑をつけてください。

ネット書店	□Amazon　□楽天ブックス　□その他（　　　　　　）
書店店頭	□書店名（　　　　　　　　　　　　　　　　　　　　）
ホームページ	□日本看護協会出版会ホームページ □編集部のページ by 日本看護協会出版会
月刊誌広告	□「看護」（公益社団法人日本看護協会 機関誌） □「コミュニティケア」（訪問看護、介護・福祉施設のケアに携わる人へ）
パンフ・チラシ	□教科書副読本案内　□継続教育図書案内　□本書チラシ
メールマガジン	□日本看護協会出版会 メールインフォメーション
SNS	□弊社Twitter（営業部・書籍編集部・看護・コミュニティケア） □弊社YouTube　　　□その他（　　　　　　　　　　）
その他	□勤務先　□学校　□知人　□学会展示　□その他

●本書をどこでお求めになりましたか？　該当するものに☑をつけてください。

ネット書店	□Amazon　□楽天ブックス　□その他（　　　　　　）
書店	□書店店頭（書店名　　　　　　　　　　　　　　　　） □書店外商（書店名　　　　　　　　　　　　　　　　）
ホームページ	□日本看護協会出版会ホームページ

●本書はご期待に応える内容でしたか？　理由も教えてください。
　□期待以上　□期待どおり　□まあまあ　□期待外れ
　その理由（　　　　　　　　　　　　　　　　　　　　　　　）

●本書についてのご意見・ご感想をお聞かせください。

●業務での困りごとや関心のある看護テーマについてお聞かせください。

日本看護協会出版会ホームページ

先にご紹介したネガティブサポート例とは反対に，いずれの例でも，患者や家族の訴えを軽視したり拒否したりするような言動を示さず，患者の受診へのハードルを下げ，患部の治療はもちろん，患者やその家族の不安が軽減するような対応がなされています。

　患者やその家族にとって，ある症状がどういう病気でどのレベルであるのか，他者と比較しようもなく，判断がつかないことも多いと思います。そして，不安でたまらず医療機関を訪れ，単なる勘違いや，症状を大げさにとらえただけだとわかったら，ほっとすると同時に，申し訳なく，バツの悪い思いをする，ということもあります。そのようなとき，例にあるように，いつでも受診して，相談してよいのだと医療者が伝えることは，最上の医療，ケアのように思えます。

　また，きわめてシンプルではありますが，医療者が「きちんと診る」「しっかりと話を聞く，説明する」ということが，患者やその家族を安心させ，心の支えになったり，納得して受診や治療をするという行動につながったりしていることも示唆されています。

　ほかにも，「小児科のかかりつけ医から，何かあったらいつでも相談するようにという電話が直接掛かってきて感動した」（30代女性）という声もあり，こうした対応が信頼関係の構築や，症状の見落としなどの予防の一助にもなるのではないかと思います。

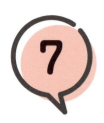

わずらわしさが表れていませんか？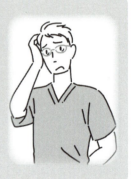

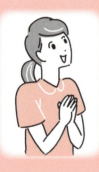 迷惑でないことを伝える（忙しくても，気に掛けていることを表現する）

医療やケアに携わる方は，日々，時間のマネージメント，患者の対応に追われていると思います。待合室には患者が溢れ，中には，「まだ順番が来ないのか」と怒る方もいるでしょうし，一人一人の患者にじっくりと向き合い，対応することが物理的に難しい場面も少なくないと思います。

　また，しなくてはならないことが山積している中で，重症度や優先度が高くないことに時間を使われるとしたら，いら立つ気持ちが生じてもやむをえないでしょう。

　ただ，そのいら立ちを患者やその家族の前で何らかの形で表出してしまうと（例：眉をひそめる，ため息をつく，強い口調になる，物を乱暴に扱う），患者やその家族に対して，「わずらわしい」「迷惑」というメッセージを発信してしまうのではないかと思います。無論，医療者側が，気づかないうちにこうした態度をとってしまうこともあるでしょうし（ほかにも多くの患者が待っている場合など），状況をわかってほしくてあえてこのような態度をとることもあるのかもしれません。いずれにしても，このようなメッセージはよい結果にはつながらないようです。

negative support

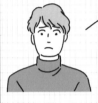
　子どもが診察でギャン泣きしたりすると，迷惑そうな顔で看護師同士が，無言のアイコンタクトをするから嫌な気分になる。申し訳ない気持ちはあるが，1歳の赤ちゃんだし，仕方がないと思う。

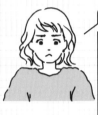
　先生は毎日患者さんが多くて疲弊しているせいか，1歳児のような小さい子を連れて行くと，面倒くさそうに，「今は風邪薬が全国的に不足しているからないんだよなー」って言われる。そんなことは親もわかっているが，1歳児が飲める市販薬はほとんどないし，治らないから連れて来ているのに……。

　忙しいのはよくわかっているが，医師や看護師に，明らかに不機嫌な感じで対応されると腹立たしい。好きで受診しているわけではない。

　常に時間に追われ，大変な職業なのだろうが，看護師の忙しさや，自分が迷惑がられていることが伝わるときがある。

最初の例について，医療者同士のアイコンタクト，合図などは，当人たちが想像する以上によく観察されています。患者やその家族の視線が自分に向いていなくても，視界には入っている可能性は十分にあります（例：AさんとBさんが互いの視線を一切外さずに会話をしている横で，Cさんが無言で頭を掻くと，AさんとBさんは，Cさんの方を一切見ていなくても，Cさんが頭を掻いていることがわかります。視界に入っているからわかる，という当たり前のことなのですが，この当たり前を意識しなかったり，忘れてしまったりすることは案外多いのではないでしょうか）。

　したがって，相手の視線がこちらに向いていないことを幸いに，ほかの人に目配せをしたり，笑ったり，携帯電話を見たりということをすると，それを悟った相手にネガティブなメッセージとして受け止められかねませんので注意が必要です。

　このほかの例でも，医療者の忙しさは十分理解された上で，医療者の態度は「迷惑そう」「不機嫌」というメッセージとして受け止められていました。

　結果，負の感情が連鎖してしまうだけで，患者やその家族だけでなく，医療者にとってもプラスになる要素はないのではないかと思います。

positive support

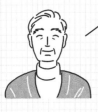

極度の脱水で救急搬送されたとき，ほかの救急対応が重なる中でも，医療関係者の皆さんは私の状態を気にして声掛けをしてくださり，親身に対応していただいてありがたかった。

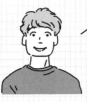

看護師さんは，医師の指示に従い患者さんのケアをし，一部の患者から文句を言われても嫌な顔一つせず，精神的にも肉体的にもさまざまな対応をされていた。一番過酷な立場だと感じたし，感謝の気持ちしかない。

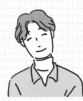

看護師さんは，忙しい中でも，付き添いで来た子どもにまで声を掛けてくれた。優しく接してもらったことが忘れられない。

医師も看護師も忙しい職種なので短時間で患者をさばかなければいけないことは承知しているが，そんな中でも心遣いを感じる言葉掛けがあったので安心して治療でき，信頼関係を築けた。

こちらの 4 つの例も，医療関係者の忙しさを患者や
その家族がよく理解していることを示していますが，受
け止められ方が先にご紹介したネガティブサポートの例
と真逆です。

　最初の例では，救急の現場で忙しい状況でありなが
ら，医療者は当該患者を常に気に掛けており，それが患
者の記憶に「親身」な姿として残っていました。このよ
うに，苦しい中でも周囲の状況や医療者の動き，自身が
置かれた立場を理解している患者の存在を意識していた
だけたらと思います。

　2 番目の例も，看護師という職業を俯瞰して冷静に観
察しているように見えます。自分への対応だけでなく，
ほかの患者への対応や医師とのやりとりなども観察され
ていることがよくわかる例ではないでしょうか。

　3 番目と 4 番目の例も，医療者の言葉掛けを大変肯定
的に受け止めている様子がうかがえますし，ほかにも，
「先生は些細なことでも嫌がらず聞いてくれるので頼り
になる。不安なことを書き出して渡すと，いつも勇気づ
ける言葉をくれる」（40 代女性）といった声がありまし
た。これらから，忙しいときでも「気に掛けている」と
いう態度を示す（声を掛ける）ことで，「迷惑ではない」
というポジティブなメッセージを伝えられることがわか
ります。

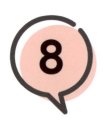

適度な距離を保てていますか？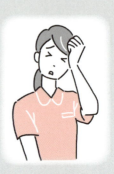

▼

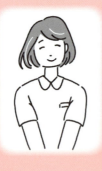 つかず離れずの距離感で支える

患者がショックを受けているとき，その気持ちを慮（おもんぱか）り，寄り添い，励ましたいと思い，行動する医療者が多いのではないかと思います。あるいは，励ますことが医療者の果たすべき役割と考えている方もいらっしゃるかもしれません。

ですが，「励ましたい」という思いが先行して患者の心に踏み込みすぎてしまうと，無神経な振る舞いのように受け止められてしまう危険が生じます。

同様に，心配のあまり気になる症状について頻繁にたずねたり，慰めようとして「大丈夫」という言葉を繰り返したりしてしまうと，逆に不安感を高めてしまうことがあります。

その一方で，そっとしておこうと距離をとり，見て見ぬふりをする，腫れ物に触るような扱いをしてしまうことで，それが冷淡に映ったり，ネガティブなメッセージとなって患者に伝わってしまうこともあります。

近づきすぎず，そうかと言って離れすぎず，患者の状況をよく見ながら，距離感を意識して接することが大事ではないかと思いますが，これは実際には大変難しいことかもしれません。

negative support

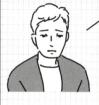

　もはや自分の病気は治らないと聞かされて落ち込んでいたとき，励ますつもりでだと思うけど，看護師さんがパーソナルスペースにずかずか入って来て，「今日のお食事は何々だから楽しみだよねー」って言われて……いや，勘弁してくれと。「そんな気分じゃないんで，1人にしてもらっていいですか」って言いましたね。

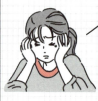

　一番つらかったのは，出産後の入院中に看護師さんから突然，「障害があっても，大丈夫よ！」とだけ言われたこと。医師からはまだ何の説明もない中，この子には一体，どんな障害があるのかと，ただただ不安で苦しかったです。

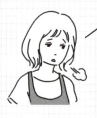

　1か月健診で子どもの体重が増えていなくて，それから1日おきに保健師さんから「今日は母乳を飲みましたか」という電話が掛かってくるようになりました。これがすごいストレスで，電話に出ることもできなくなりましたし，母乳が足りないんだと悩むようになりました。

　出産時の医師，看護師の知らんぷりとでもいうかのような態度で，わが子の障害を確信し，産んではいけない子どもを産んだのだと感じました。看護師同士でこそこそ話しているのも怖かった。

最初の例では，患者は看護師の言動を「パーソナルス
ペース」に「ずかずか入って来て」と表現していまし
た。医療者からすると，病室は病院の一部で，共有のス
ペース，というイメージがあるかもしれませんが，患者
からすると，どんなに限られていてもそこは自分個人の
スペース，という意識があるのかもしれません。そし
て，看護師の励まそうという意図は伝わっていても，そ
れは決して肯定的に受け止められてはいませんでした。
大きなショックを受けて1人になりたいという気持ち
を推し量るよりも，何とか元気づけたいという気持ちが
先に立ってしまったのかもしれません。

　2番目の例も同様に，障害のある赤ちゃんを育ててい
くことになる母親を励ましたくて掛けた言葉だと思いま
す。この看護師は，医師がすでに障害について母親に説
明済みであると考えていたのではないかと思われます
が，実際にはそうではありませんでした。そして，中途
半端な告知のようになり，母親に苦しみをもたらしてし
まいました。医師と看護師間で情報共有ができていな
かったことも一因かと思われます。

　3番目の例は，体重増加が見られない乳児を心配した
保健師による細やかな対応だったと思いますが，少し頻
度が高かったようで，「過度の支援」(p.7)[1] という典型
的なネガティブサポートとなってしまいました。母親は
電話がストレスとなって応答せず，保健師は応答がない

77

ことでおそらく余計に心配になり，さらに電話をせずにはいられなかったのかもしれませんが，残念な負の連鎖となってしまいました。

　4番目の例は逆で，誕生した子どもに障害があるとわかり，医療者側の配慮で，そっとしておこうと判断したのかもしれませんが，それが「知らんぷり」「産んではいけない子どもを産んだ」というきわめてネガティブなメッセージとして受け止められていました。また，「アイコンタクト」の例でも示しましたが（p.71），声を潜めて何かを話したり，耳打ちしたりという行動も，案外患者によく観察されており，その行為自体を不快に感じる方も多いようですので，診察室はもちろん，受付，病棟その他において，そうした行動をとるのは極力避けた方がよいでしょう。

positive support

　看護師さんによっても，対応の仕方はずいぶん違いますね。上手な人は，さりげなくこちらの病室をのぞいて声を掛けない，部屋のまわりを片づけているふりをしながらこちらを気に掛けてくれている……つかず離れずの状態が一番いいですね。

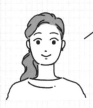

　トラブル続きの末，ようやく乗り越えた出産の後，担当の看護師さんが私を心配し，しょっちゅう病室を訪れては話し掛けてくれました。お互いのプライベートな話をたくさんしたりして，はじめはよかったのですが，だんだんと話すことが億劫になって，休ませてほしいと思うようになりました。そんな様子を別の看護師さんが見ていたようで……担当の看護師さんに助言してくれたんでしょうね，次の日から来る回数も話す時間も短くなり，ゆっくりと休めるようになりました。

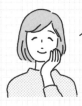

　子どもが小さく生まれたことに驚いたのですが，助産師さんが私の気持ちに気づき，本当にさりげなく，そっといたわるように声を掛けてくれて安心できました。今でも思い出すことがあります。

最初の例は，先ほどの「パーソナルスペース」に入って来たという看護師に対比する形で，同じ患者から語られた言葉です。ここで登場する看護師は，患者の心の状態を推し量り，直接話し掛けたり，「パーソナルスペース」（病室）にいきなり入って来ることもしていません。けれども，100％関わらないというのではなく，それとなく姿を見せており，この距離感を患者は「つかず離れずの状態」と表現しています。個人差はあるとは思いますが，患者が望む看護師との物理的な距離感，心理的な距離感について，具体的に示された一例と言えます。

　2番目の例は看護師による「過度の支援」[1]を別の看護師が調整したと考えられるものです。1対1で懸命に患者と向き合っていると，どこからが「過度」なのかの判断が難しくなるため，このように他者の客観的な視点が入ることが重要と思います。ネガティブサポート例としてご紹介した，保健師による「過度の支援」も，同僚保健師たちの視点が入ったり，チームで対応したりしていれば，早期に負の連鎖が止められたかもしれません。

　最後の例では，助産師が気づき，「さりげなく」「そっと」声を掛けるといった行為が示されていますが，押しつけがましさがなく，適度な距離感が保たれていたのでしょう。簡単なことのようにも思えますが，患者をよく観察し，心情を理解していなければ難しいことかもしれません。

9

相手の背景にまで
配慮できていますか？

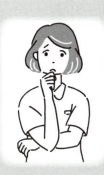

▼

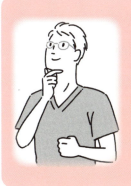

一人一人の事情を
考慮する

現代の患者の背景は多様で，家族の形もさまざまです。年齢の差があったり，国籍が異なるカップル，生物学的なつながりのない親子や兄弟姉妹なども少なくないため，ステレオタイプな呼び方はしない方が無難かもしれません（患者の母親かと思い，そう呼び掛けたら妻だった，などということは珍しい話ではないと思います）。

　またプライバシーの観点から，たずねてよいことか，言ってよいことかどうかも，判断に困ることが多々あると思います。以前，胸部の痛みを訴えて夜間に救急外来を受診した女性が血液検査を受け，夫同席の場で性感染症陽性であると告げられて，結果，離婚に至ったことから，訴訟になった例もありました。判決では，「（性感染症などの）病歴は人に知られたくない個人情報であり，プライバシー権を侵害した」とされ，女性の精神的損害が認められたそうです[2]。

　多忙な中で，こうしたプライバシーへの配慮を忘れず，かつ患者一人一人の家族関係やこれまでのライフヒストリーを把握することは，至難の業だと思います。

　ただ，問診票やカルテに，患者の背景を理解する上で重要な情報を読み取ることはある程度できるでしょうし，なにげない会話，表情や，家族とのやりとりなどにも，ヒントは隠されているかもしれません。

negative support

　上の子を死産で誘発分娩していたのに，第2子を妊娠・出産したときに医師や助産師，看護師から「初産」「初産」と言われるのがつらかった。戸籍に載っていなくても，私にとって，上の子の存在はなかったことにはならないから。

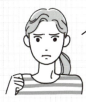
　妊婦健診のとき，「28歳で1人目。次は30歳で2人目，その次は32歳で」といきなり言われた。子どもを2人以上持つのは経済的に厳しいため，複雑な気持ちになった。

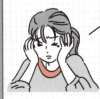
　うちの子は，早産で小さく産まれたので，受診時や健診時に「普通は」とか「たいていは」とかいう言葉を使われるのが本当にきつかった。ほかのお子さんと比較されて「普通じゃない」と言われているみたいで，胸に刺さった。

　結局，死産ということで……病室に戻ったとき，壁に赤ちゃんの写真のカレンダーが掛かっているのを見て，つらかった……。

　子どもを病院に連れて行ったとき，「おじいちゃん，こっち」って言われて……。遅くに結婚したし，孫のいる同級生もいるくらいだから仕方ないけれど，子どもがかわいそうでして……しんどいね。

最初の例について，過去の妊娠・出産経験（死産を含む）は問診票などに記載されていたと思われますが，その情報を医療者側で共有できていなかったのか，共有されてはいても，あえて触れないようにしたのか，そもそもこうした例は「初産」として扱うようになっていたのか，詳細はわかりません。いずれにしても，死産体験のある方が「初産」という言葉を苦しく受け止める可能性があるということは，留意したい点かと思います。

　2番目の例は，少子化が進む中，子どもを産んでほしいという願いのこもった医師の軽口のように感じられますが，すぐに次子を授かるとは限らず，また，この例のように，欲しくても産み育てることが難しい方は決して少なくないはずです。ただし，子どもは複数欲しいとか，間を空けずに次の子が欲しいという女性もいると思いますので，「今後の妊娠，出産について何か聞きたいことがあればいつでも相談に乗る」という姿勢を示すとよいかと思います。

　3番目の例の「普通」は一般的にもよく使われる言葉で，「標準」「正常」「基準」と言い換えることもでき，それに基づき判断を求められる医療者には身近な言葉だと思います。ですが，そこに該当していない場合（特にそれが子どもの成長に関わる場合），親には自分への責めのようにも感じられることもあるでしょう。

　子育て支援の場で，赤ちゃんのハイハイレースに参加

させられたというある母親は,「公開処刑」であったとそのつらさを表現していました。ほかの子との比較がもたらすインパクトを,筆者も重く受け止めた例です。

4番目のカレンダーの件は,「産婦人科は元気な赤ちゃんが誕生する場所」「お母さんは赤ちゃんの写真を見てほほえましく思うもの」という考えが背景にあるように思います。実際には,子どもに病や障害があったり,命の危険にさらされていたり,亡くなってしまうなど,出産直後の母親の気持ちが激しく揺れることもあるはずです。なので,カレンダーの絵柄は,お花やのどかな風景などでもよいのではないかと思います。

最後の例は,男女逆のケースも珍しくありません。白髪の目立つ女性が母親学級に来ていて,「妊婦さんのお母様ですか」と助産師にたずねられ,「私が妊婦です」と消え入りそうな声で答えておられたのを目にしたことがあります。父親,母親も祖父母に間違えられることにバツの悪さを感じると思いますが,子どもの前であれば,子ども本人が傷つく(また,それを見た親も傷つく)ということになりかねませんので注意が必要です。

また,これらの例のほかにも,「看護師の会話の声が大きく,デリケートなことまで他人に聞こえる音量で話されて気分を害した」「ドアを開けたまま告知しないでほしい」という声などがありました。他人に個人情報が漏れないよう,これまで以上にプライバシーに配慮した行動をとることが求められていると思います。

positive support

助産師さんが，妊娠についての聞き取りのとき，死産した子どものことも家族構成に加えてくださったのが本当に嬉しかった。死産した子どもは「第1子」と書けないことにいつも違和感があったので。

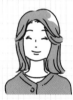

死産経験があったので，「不安なことがあればいつでも受診していい」と言ってもらい，心強かった。

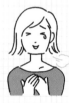

受診のとき，看護師さんがなにげなく日常の話から日々の大変さを察してねぎらいの言葉をくれたときは嬉しかった。

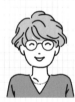

診察のとき，病状以外に「最近どうですか」と聞いてくれるので，些細なことでも伝えやすい。また，子どもの症状が改善していくと，「子どもは1人で薬を飲めないから，ご両親の頑張りのおかげですよ」と言ってくれてすごく救われた。親の頑張りをほめてくれると，素直に嬉しい。

最初の例は，死産を経験された女性の気持ちをよく理解し，対応してこられた助産師なのだろうと推察されます。女性は新たな家族を迎える準備をし，胎動を感じ，話し掛けていたかもしれず，死産という形でお別れをすることになったとしても，はじめから存在しない命ではありません。そうした存在であることを助産師が認識し，家族に加えるという行動を見せたことで，大変喜ばれています。

　2番目の例は，死産をした経験から次のお産に不安が伴うのではないかと配慮したものでしょう，いつでも受診してよいという言葉は，何よりの支えになったものと思われます。

　3番目と4番目の例は，医師や看護師が母親の日常生活に思いを馳せ，その頑張りをほめており，こちらも母親が喜んでいる様子が目に浮かぶような内容です。ちなみに，「ほめてほしい」「認めてほしい」という言葉は，インタビュー調査・アンケート調査を問わず，非常によく見聞きする言葉です。

　今，目の前に見える患者だけでなく，その背景にある日常や存在についてたずねる，意識する，そして個々の事情を把握する，という姿勢が大切なのだということが示された好事例だと思います。

医療者側の都合最優先，のようになっていませんか？

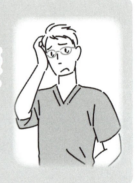

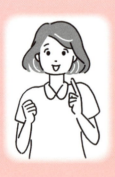

患者の負担に思いを馳せる

医療機関は，決まった手順で業務を展開させながら，緊急事態への対応も頻繁に求められる，時間的にも空間的にも余裕のない職場だと言えると思います。外来患者が利用できるベッド数は限られているでしょうから，検査や治療が終わった患者をいつまでも休ませておくのは難しいでしょう。また，個々の患者の希望やその変更に合わせて医療者のシフトを動かすのは，現実的に不可能かと思います。

　ただ，切羽詰まって来院したり電話を掛けてきたりしている患者やその家族には，こうした医療者側の事情はよくわからず，希望が叶えられなかったときには，冷淡な扱いを受けたと感じる方も多いようです。ですので，十分な説明，コミュニケーションによって理解を促すことが重要です。

　以前，ある女性から，お子さんが全身麻酔で脳波の検査を受けた後，「麻酔が醒めきっていない状態」での帰宅を余儀なくされた（ふらふらの状態で自転車の荷台に乗せて帰った）というお話を聞きました。おそらく医師は十分に覚醒したものと判断し帰宅を促したのではないかと推測しますが，患者の母親である女性には伝わっておらず，また，女性側もわが子の状態や不安を医療者に伝えられていませんでした。コミュニケーションが十分でなかったために，女性は病院の都合で帰宅させられたと感じ，医療者は相手の不満にも，危険が伴う自転車での帰宅にも気づかないという結果になったようです。

negative support

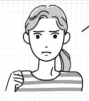
　診察予約をする際，看護師さんから病院の都合ばかり言われ，親身になってもらえずがっかりした経験があります。忙しいのは当然で，こちらもそれはわかっていますが，もう少し親身になって対応してもらえると嬉しかったです。

　子どもたちが体調を崩したため，自分の受診の予約日を変更してもらおうと総合病院に電話をしましたが，日程変更はできないらしく，その診療科につないでもらうことすらできませんでした。

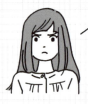
　妊婦健診と出産で担当する先生が違うなら事前に教えてほしい。それに，退院日が当日に決まるなんて変だと思うし，退院した次の日に病院に来いと言うならもう1日入院させてほしかったです。

　20歳の娘が意識朦朧とした状態で帰宅し，頭が割れるように痛いと言うや嘔吐。あわてて救急車を呼んだのですが，病院で対応された医師からは，偏頭痛だろう，病院では何もすることはないから早く連れて帰るようにと言われました。
　ベッドから降りて床に倒れ込む娘を抱え，引きずるように待合室へ戻る背後で，医師が研修医に「今日はろくなのが来ない」と言うのが聞こえ，涙が出ました。

最初の2つの例は，双方とも幼い子どもを養育中の方で，やむをえない事情により病院の予約に対して配慮を求めていました。もちろん，こうした患者一人一人の要望に応えることは難しく，システム上も仕方のないことでしょう。

　ただ，「担当の医師は○曜日しか来ることができない」とか，希望に沿えない事情を説明したり，患者の話をていねいに聞くなどして，「希望は叶えられなかったけれど，親身に対応してもらえた」と受け止められるような対応であるとよかったと思います。

　3番目の例で述べられていることは，医師のシフトや赤ちゃんの黄疸の状況，母親の傷の状態などの諸事情により，産科では日常的に見られることと思われます。しかし，そうしたことが想定外であった妊産婦には，納得のいかない扱われ方に思えたのでしょう。このような可能性もあるということ（現場の「当たり前」）をきちんと伝えておくことで，誤解が生じないようにすることが重要です。

　最後の例では，「今日はろくなのが来ない」という表現からもわかるように，この医師にとって「偏頭痛」は取るに足らないものであり，たとえ患者が自力で動くことができない状況であっても，救急の場に来るべき対象ではないという判断だったのでしょう。また，一刻も早くベッドを空ける必要があったのかもしれません。

とは言え，患者やその母親にとっては重篤に思える症状であったのでしょうし，治療はしなくても，症状の見通しや注意事項を話すなど，もう少し温かみのある対応が必要であったかと思います。

positive support

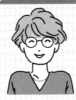

　うちの子はとても珍しい障害でしたが,通っていた病院で,同じ障害を持つお子さんと待合室で出会えるように時間を調整してくださっていて……それで仲間に出会えました。心細かった日々,同じ障害を持つ子の親と知り合えたのは何より嬉しかったですし,希望につながりました。

　かかりつけの小児科の先生が,「何時になっても開けて待っているから大丈夫だよ」と言ってくださったときには,感謝で涙が出ました。

　些細なことでしたが,子どもの様子で気に掛かることがあって受診したときのこと。結局,異常がなかったので謝罪をしたら,医師から「お母さんの勘に勝るものはない」「結果として問題なければ安心できるから,気にせずなんでも相談してほしい」と言ってもらえ,その後も安心して受診できました。

　まともに歩けない状態で治療室から出された娘。付き添う私も途方に暮れてしまいました。でもそこへ,先ほど治療室にいた看護師さんが駆け寄って来て,私と一緒に娘を抱え込むように支えながら,待合室の椅子まで一歩一歩,歩いてくださいました。救われた思いでした。

最初の例では，同じ障害を持つ子どもの親を，直接この母親に紹介したわけではないのですが，両者が自然な形で出会い，話ができるように医療者が考え，診療の予約のスケジュールを調整していたということでした。病院側の都合ではなく，患者の都合を最優先とした，希望が見出せるような医療者の行動と考えられます。また，このことをきっかけに，この母親は，同じ障害を持つ子どもの親同士のネットワークを構築し，情報交換などをすることで，さまざまな知識を得ることができ，前向きに生活することができるようになったそうです。

　2番目と3番目の例も，患者を最優先にした対応と思われます。言葉どおり，実際に時間外の診療をお願いするかどうかは別として，いつでも子どもを連れて来ていいと言われるだけで，親は大いに安心できるものです。中でも，「結果として問題なければ安心できるから」という医師の言葉は，「申し訳ない」と思いながら受診する親の心理的負担の軽減につながる大変嬉しいものではないかと思います。

　最後の例は，先ほどの「偏頭痛」だと医師に言われ，何も治療をされずに帰宅を促された患者と母親が治療室を出た後のものです。医師の対応を見ていた看護師だと思われますが，見事にフォローし，患者と母親の負担を軽減する働きをされていたと思います。

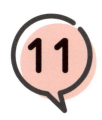

医療者間で意見を統一して対応していますか？

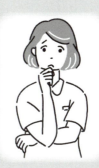

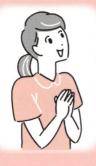

少なくとも本人の前では対立しない

本来，感じ方，考え方は人それぞれ違うのですから，意見も異なるのが当然です。しかし，診断や治療，子どものケアなどにおいて，医療者が異なる見解を示した場合，誰が正しく，どの指示に従えばよいのか，患者側では判断がつきませんし，不安ばかりが募るでしょう。

　病状は常に同じということはなく，刻一刻と変化することもありますので，受診するタイミングによって，診断も治療法も異なる場合があるのは仕方のないことですが，そうした事情についてもていねいに説明することで，患者にも理解されるのではないかと思います。

　医師の専門性や信念に基づいた治療方針などもあり，意見を統一することは現実的ではないかもしれませんが，処方される薬や治療法が真逆に作用するようなことがあると，やはり医師への信頼が揺らがないとも限りません。

　治療ではなくても，たとえば，母乳指導や乳幼児への対処の仕方に関しては，医師，助産師，看護師で異なることがあるようですので，院内で話し合ったり，可能な限り統一するように検討したりするとよいのではないかと思います。特に，産後すぐの母親は不安で一杯だと思いますし，うつ状態にもなりやすい時期ですので，混乱が生じるような事態は避けたいものです。

negative support

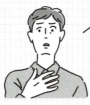
医師によって説明が違い，不安を覚えることがある。それぞれ考え方が違うのも理解できるが，信頼感が揺らぐ。

大きな病院だと診察日によって担当医が変わるため，症状に対しての見解に統一性がなく，相談してもかえって悩むことが多々あった。

出産後の入院中，助産師さんが来て，生まれたばかりの赤ちゃんをベッドの端に寝かせた。危ないと思いつつ，逆らえずそのままにしていたら，後で違う助産師さんが来て，「こんな端っこに寝かせて！ 危ないでしょ！」と怒られた。

母乳指導で，助産師同士の意見の相違で板挟みになり，追い詰められたことがあった。初めての出産・育児でわからないことばかりなのに，相談した人によって答えが違うので，不安になった。

最初の 2 つの例は，いずれも医師についての記載ですが，診療科にかかわらず，非常に多く語られる体験です。「不安を覚える」「信頼感が薄れた」「悩むことが増えた」など，医師の説明，見解の相違が好ましくないという表現で語られています。

　3 番目と 4 番目は，助産師についての例です。3 番目の例の女性は，助産師の行ったことについて，他の助産師から叱られる羽目になりました。けれども，この女性は，最初に来た助産師がベッドの端に赤ちゃんを寝かせたことを，もう一人の助産師には告げていません。

　「赤ちゃんをここに寝かせたのは私ではなく，別の助産師さんです」と一言言えば，女性を叱った助産師が，もう一方の助産師を注意したはずですが，女性はそれを口にすることはできませんでした。I 章でアンケート調査の結果を示しましたが，不快なことがあっても黙している人がほとんどです（p.15〜16）。1 つ間違えれば赤ちゃんが危険な目に遭っていたかもしれない状況ですが，このように，ネガティブサポートに対しては声をあげにくく，それゆえに放置されてしまうのだと思います。

　4 番目の例では，助産師同士の考え方の違いから，女性を挟んで対立した形になってしまったのでしょう。このような立場に置かれた女性の苦しさを，助産師が想像する時間的，精神的な余裕も求められているのではないかと思います。

positive support

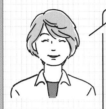

　5人目の子どもにして初めて母乳を飲ませることに悪戦苦闘し，精神的にも肉体的にも疲れ果てて落ち込んでいたら，看護師さんや助産師さんが，「そんなに無理して頑張らなくても，1人くらいミルクだっていいじゃない。そうすればお兄ちゃんやお姉ちゃんが飲ませることだってできるし，家族皆で子育てできるんだから，そんな幸せなこと，ないんじゃない？　そう考えたら，母乳にこだわらなくてもいいと思うよ！」って言ってくれて。涙が止まらないくらい感謝したことを今でも記憶している。

　助産師さんたちが皆さんとても話しやすくてフレンドリーで安心できたし，退院するのが少し寂しいくらいだった。妊娠中もお産のときも，前から知り合いだったかのように接してくれて嬉しかった。

　術後の傷の痛みでつらかったときに，看護師さんたちに，「時間は気にせず，きつかったらいつでも呼んでください」と言われ，皆さんが一丸となって守ってくださっているようで，嬉しかったし安心できた。

最初の例では，助産師，看護師がともにミルクで子どもを育てるメリットを女性に語り，励ましています。母乳が出ない女性にとって，社会の「母乳礼賛」は，時に母親としての自分を否定されるような痛みを伴うことがあるでしょう。医療者による母乳指導も心身ともにつらい体験として記憶されることがあるかもしれません。逆に，女性が母乳育児を望んでいるにもかかわらず，早々にミルクに切り替えられると，それはそれで女性の自己評価を低めるようなネガティブな思いにつながってしまうこともあるようです。

　心身ともに疲れ果て，落ち込んでいる女性に対し，この例の助産師，看護師の声掛けは，大変効果的だったと思います。もし，どちらか一方が母乳育児を，もう一方がミルクでの育児をすすめるような状態であったとしたら，女性の悩みは解決できず，一層深くなってしまったかもしれません。

　また，他の2つの例はいずれも，複数の医療者が同方向を向いて，出産や手術を終えたばかりの女性を支えようとしていたものです。女性たちが「退院するのが寂しいくらい」「皆さんが一丸となって守ってくださって」などと表現していることからも，入院期間をいかに心地よく過ごされたかが伝わってきます。

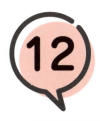

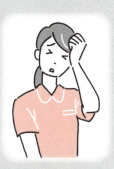

「上から目線」になっていませんか？

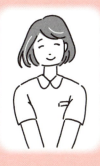

相手との位置関係にも配慮する

Ⅰ章で述べたように，医療の場ではパターナリズムが当然という時代もあったため，今でも「医師が主で患者が従」という雰囲気が醸し出されることは少なくないでしょう。

　また，選択肢を複数提示し，意思決定を患者やその家族に委ねるのではなく，医師の考え，治療方針をもとに進めることも，現場では未だにあると思います（たとえば，筆者は出生前検査に関する調査をしていましたが，受検を希望した女性を医師が叱責したり，断わられたりして，受検することができなかった[3, 4]，というお話は複数うかがっています）。

　また，母乳指導における助産師や看護師の教育的な指導も，時に威圧的に受け止められることがあります。

　さらに，すでに述べたように，医療者の言葉掛けは非常に重要で，説明が不足していたり，声掛けはしたものの言葉遣いが不適切であったりすると，ぞんざいに扱われた印象になってしまいがちです。もちろん，一方的な物言いも，「上から目線」の言動と受け止められることがあるでしょう。

　そのような言動が自分以外の医療者の側に見られたとしても，その場で注意を促すことは難しいかもしれませんが，後で患者や家族に足りない部分を補うような説明や声掛けなどを行うことは可能ではないでしょうか。

negative support

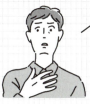
　説明不足な方が医師には多く見受けられる。言葉遣いが「上から目線」の方も多い。わかりやすい説明と言葉遣いに配慮していただきたい。

　高圧的な態度の医師には相談できず,不安になるため,気軽に相談できる姿勢,雰囲気作りをお願いしたい。

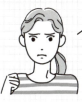
　子どもが9か月ごろのときに初めて高熱を出して救急外来に行った。夫と2人でとても不安な気持ちで診察を待っていた。いざ診察を受けると,医師の態度はとても横柄で,質問にも「そんなこと,わからないよ」と,まともに答えてくれなかった。

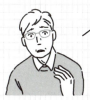
　「あなたに必要だから」と治療をすすめておきながら,「治療の説明をしてもどうせわからないでしょう」と言って具体的な説明をしようとしない医師にあたったことがある。

　羊水検査について質問したところ,「上から」の態度で怒られた。

「上から目線」「高圧的な態度」「横柄」など，パターナリズムを彷彿させる言葉が見られますが，これらは何十年も前の話ではなく，すべて令和の時代になってから実施した調査で示されたものです。昨今でもパターナリズムが息づいている現場の状況がうかがえます。

2番目の例にあるように，医師が高圧的であると，患者は相談したり，十分に自身の症状を説明したりすることができなくなり，その分，異常が見逃されたり，誤った診断につながったりするリスクも増加するのではないでしょうか。

また，4番目の例の，あなたに必要な治療だとしながらも，あなたには理解できないであろうから説明をしないというのは，相手に不快感を与えてしまう言葉の選択で，わからない患者にわかるように説明するということも，大事な治療の一部と思います。

最後にご紹介した例は，出生前検査について調査をしたときによく聞かれた言葉です。「子どもに異常があるかないかを知りたい」と言う女性に対し，「それを知ってどうする！」と医師が怒った，逆に，障害児に続く妊娠を検討している際，医師に羊水検査をすすめられ，さらには，それで異常がわかったら中絶をすすめると言われた……など，女性の希望が必ずしも叶えられる状況ではありませんでした[3-7]。医師の言動も，子どもの命や，母親の人生を考えてのことだとは思いますが，当事者の意思が尊重されないのは残念なことだと思います。

positive support

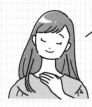

　看護師さんが「大変ですね」とか「わかるよ」と，こちらと同じような立場になって話をし，声を掛けてくれたときには，ほんとに優しく嬉しく感じた。

　先生が子どもの目線に立って話してくれるのがありがたい。注射のとき，「痛いよな，ゴメンな，頑張ったな」と言って子どもにシールをくれた。

　妊娠中に卵巣嚢腫がわかり，切除するかどうか悩んでいたときのこと。先生の奥様も同じ経験をされたそうで，そのお話をもとに親身になって考えてくださり，心強かった。

　妊娠中，お腹が張って夜間に受診したら，普段見かけない医師がいて，無言で，いきなり内診をされた。手が全部（膣の）中に入ってきて，絶叫した。その後，泣いている私に看護師さんが，「ごめんね，つらかったよね」とずっと寄り添ってくれて……それがなかったら耐えられなかった。本当に，今思い出しても震えが来るくらい，ショックな出来事だった。

最初の2つの例では，看護師や医師は母親や子ども
の目線，立場で接しているような声掛けを行っており，
これが非常に肯定的に受け止められています。

　一方，3番目の例では，医師が自分の妻の病気という
プライベートなことについて話し，患者家族としての姿
を見せていました。専門家としての意見，そして家族と
しての体験談が，同じ病気で悩んでいる患者にとって，
心強くとらえられたのではないでしょうか。

　4番目は，看護師が医師のフォローをし，それが功を
奏した例ですが，ネガティブサポートの例と言ってもよ
いような内容でした。この女性には，インタビュー調査
で筆者が直接お話をうかがったのですが，医師が何の声
掛けもせずに強引にも見える内診を行ったため，その激
痛とショックで震えが止まらなかったそうです。こうし
た医師の行動は，患者の気持ちや痛みに思いを馳せない
という点では，パターナリズムの一例のようにも思えま
す。一方で，看護師は医師の態度をひたすら詫び，ずっ
と寄り添ってくれていたそうで，そのことが女性を落ち
着かせ，感謝の気持ちを抱かせてくれたとのことです。
この内診の体験は到底忘れられない恐ろしい記憶となっ
たそうですので，女性が述べているように，看護師の
フォローは不可欠だったと言えるでしょう。

13

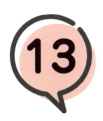

無意識のうちに壁を
作っていませんか？

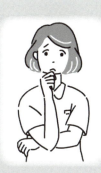

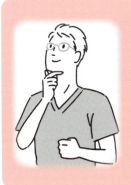

双方向のコミュニ
ケーションを心掛ける

医療者は特に専門的な知識が要求されますので，その世界で通用する言語の多くは，一般市民になじみのないものです。だからこそ，医療者は，患者やその家族には，専門用語をそのままではなく，できるだけわかりやすい言葉を使って話そうと努力されていると思います。

　とは言え，一度当たり前に使うようになった専門用語を，一つ一つ嚙み砕いて別な表現に直すというのは案外難しく，時間を要する作業かもしれず，いつの間にか面倒になってしまうこともあるかもしれません。

　また，目の前の書類やパソコンの画面に集中するあまり，患者の方を見ることなく話す医療者も見かけます。他のあらゆる職種でもありがちなことではあるのですが，特に医師は患者を診るのが仕事ですから，患者の方を向いて話をしなければ，相手は「医師がちゃんと診察をしてくれた」という認識を持てないこともあるのではないでしょうか。

　このような専門用語の使用や，患者の方を見ないという行動は，コミュニケーションの成立を難しくし，医療者と患者・家族との間に，見えない壁，バリアを作ってしまうように思います。

negative support

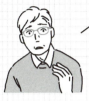
　専門用語を極力使わずに説明や会話をしてほしい。かゆみを訴えたら,「搔痒感(そうようかん)ですね」と言い換えられたことがある。ほかにも,「仰向け」と言ってくれればいいのに,「仰臥位(ぎょうがい)になって」とか。

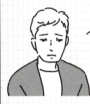
　目も見ずに診察されるのは悲しい。また,専門用語の連発が多い医師がたくさんいる。時間が限られているのはわかるが,こちらの人となりを見て,もう少し寄り添った考えをしてほしい。

　早口で小さい声,パソコン画面に入力しながらの会話が多く,何を言っているのかわからないことが多々ある。

　患者の方をほとんど見ない医師がいるが,説明するときには時々でもいいからこちらを見てほしい。

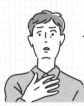
　インフォームド・コンセントについて,かなりいい加減な医師が多いように感じる。そこはちゃんとしてほしい。

こちらにあげた例同様，これまでの調査の中で，医師に対しては，「専門用語を多用する」「目を見て話さない」「早口で話す」「声が小さい」という声がきわめて多くありました。こうしたことは，医師が相手（患者やその家族）に理解してもらうことを重視していない行動のようにもとらえられてしまいます。

　最初の例の男性は，患者の訴えをわざわざ専門用語に言い換える医師について，どうしてそんなことをするのかと，当該医師ではなく，自身の友人の医師にたずねてみたそうです。すると，「専門用語の方が（医師本人が）わかりやすいから，あえてそのようにする医師もいる」と答えられたのだとか。けれども，それでは患者は置き去りになってしまうような気がします。医療機関では，「病はもちろんだが，それ以前に人を診てほしい」（50代男性）という声もあり，患者にとって望ましいのは，医療者−患者の双方向のコミュニケーションではないでしょうか。

　一方，最後の例にあるように，インフォームド・コンセントが十分になされていない，治療の選択肢を与えられないという声も多く見られました。当然のことながら，これでは双方向のコミュニケーションが成り立たず，何より，問題が生じたときに，医療者自身もリスクを負うことになってしまうことが懸念されます。

positive support

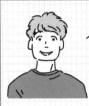
　医師がとてもわかりやすい言葉で説明してくれたときは，自分のことを考えてくれているんだと実感できて，ありがたかった。専門用語ばかり並べられても，素人にはわからないので。

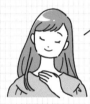
　カルテやモニターばかり見て説明する医師もいるけれど，私（患者）の目を見て話してくれる医師には，安心してお任せできると思う。

　病気を診ることもそうだけど，ちゃんと目を見て，患者に向き合って，「人」も診てくれる医師だと信頼できる。

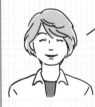
　医師の説明が早すぎたり，専門的すぎたりして，理解が全然追いつかないときでも，後で看護師さんがそれを補って，私たちの目線で話そうとしてくれる。「何かわからないところはありませんでしたか」と聞いてくれて，それが本当に助かる。

　看護師さんがていねいな聞き取りをしてくれ，専門職としての立場からちょっとしたアドバイスなどをくれるから，不安が和らぐ。

これらの例からは，医療者があえてわかりやすい言葉を選び，説明していることが，患者や家族に伝わっているのだということがわかると思います。また，カルテなどの書類やパソコンの画面ばかり見る医師と，自分の目を見てくれる医師を比較し，後者には安心して任せられるなど，目を見て話すことの重要さも示されています。

　ただ，医師が患者の目を見て話さない，専門用語を多用する，という状況を見たときに，気づいた人が何か言うことができればよいのですが，現実には，他の職種が直接意見を言うことは難しいこともあるため，職場全体で取り組むべき事柄かもしれません。

　4番目の例は，看護師が医師の説明不足を補い，懸命に患者とコミュニケーションをとろうとしていることがわかります。医師が患者と双方向のコミュニケーションをとることが難しい場合でも，このような形で患者を支え，医療者全体と患者の間に壁を作らないようにすることができると思います。

　最後の例では，看護師は自身の専門性を活かしながら，できることを着実にこなし，患者の不安を軽減しています。ちなみに，「看護師としての立場からもアドバイスが欲しい」「一言，声を掛けてくれると嬉しい」などといった声も多くあり，患者や家族が，看護師とのコミュニケーションを非常に重視している様子がうかがえます。

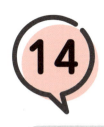

医療者の言葉で相手が受けるショックを想像できていますか？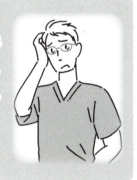

▼

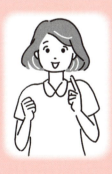 相手の状態を見極めて言葉を選ぶ（むやみに脅すような言い方はしない）

患者中心の医療が求められている時代とは言え，患者の体調を考える上で，医療者は時に厳しいことも言わねばならないでしょうし，禁止事項を設けなくてはならないこともあるでしょう。禁煙や食事制限など，患者側からすると苦痛を伴うことかもしれませんが，さすがにこの点は「ネガティブサポートになるからやめましょう」とはなりません。

　さらに，いくら言っても聞いてくれない場合などは，重篤化した例などを示して，危機感を抱かせるという方法もとらざるをえないかもしれません。

　病気の前段階でも同様です。妊娠中に体重が増えすぎると，妊娠高血圧症候群その他，さまざまなリスクが高まることから，医師，助産師，看護師はどうしても妊婦の急激な体重増加については注意をせざるをえないでしょう。そして，自身でも体重増加が気になっている妊婦は，叱られるのが怖くて健診のたびにびくびくする，そのときだけダイエットをする，などという話は昔からよく聞きます（妊婦の体重が増加すると夫の職場に注意の電話を掛ける医師も以前は見られました）。体重管理は母子の命にも関わることなので，「お節介かもしれないからやめよう」という判断はできないでしょう。ただし，医療者の言葉は，当人が考えている以上に相手に響き，大きなショックをもたらし，時に信頼を損ねることもありますので，言葉選びには慎重になるに越したことはありません。

negative support

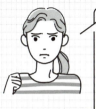
　妊娠中の血糖値の検査結果について，素人でも明らかに嘘とわかるような説明を医師から受けた。大げさに言うことで危機感を持たせたかったのだろうけれど，誤った知識を患者に与えるのはどうなのか。バカにされているようで腹が立った。

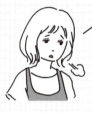
　予定日超過で入院し，陣痛促進剤を使ったがなかなかお産にならず，10日が過ぎ，帝王切開を希望するも医師に適応がないと断られた。不安なまま42週を超えたときに看護師から，「42週を超えるリスクわかってる？」と言われ，つらかった。

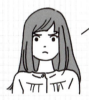
　出産時，長時間の陣痛で限界になり，弱音を吐いたら，「なら帰るか？　帰っても死ぬよ？」と医師から言われた。医師がサラッとこういうことを言うんだと驚いたと同時に，不信感・不快感で一杯になった。

　3か月健診のときに，子どもの病気について医師に説明したら，「どうりで変わった顔つきだと思った。耳が下の方についてて普通と違うだろ」と言われた。そんなこと思ったこともなかったからすごくショックだった。

最初の例は，危機感を持たせるために医師が重篤化するような例を示したのだと推察されます。しかし，昨今はインターネットでいろいろな情報が簡単に入手できますし，リテラシーの高い患者や妊婦も多いと思いますので，いわゆる子どもだましのような脅しは功を奏さなくなっているのではないでしょうか。全員がそうとは限りませんが，この例のように，「バカにされている」と感じる方もいるということに注意が必要です。

　2番目と3番目の例は，思わず口から出てしまった言葉なのかもしれませんが，少し強すぎる表現に思えます。お産が進まないのは妊婦の責任ではありませんし，また，つらくて弱音を吐いてしまった相手に，「死」という言葉を使うのは行きすぎでしょう。このようなことで一度医療者に不信感や不快感を抱いてしまうと，それらを取り除くのは難しくなるかもしれません。

　4番目の例の医師の発言に驚かれた読者もいらっしゃるかもしれませんが，障害のあるお子さんを育てている方からは，似たようなお話を聞くことが少なくありません。「（診断後に）うちの子じゃなくて本当によかったわ」と面と向かって言われ，ショックで何も言えなかったという方も。「思ったことを悪びれず口にする」「きついと感じられる冗談を言う」といったことが医療の現場でよく見られる際は，医療者同士で注意喚起できるような環境が必要だと思います。

positive support

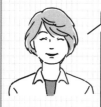
　医師にきついことを言われても，看護師さんや助産師さんに優しく寄り添ってもらえるとありがたい。妊娠中に体重管理のことを医師に言われたとき，「お腹空いちゃうよね」「ぼちぼち頑張ればいいよ」などとフォローしてくれたのがとても嬉しかった。

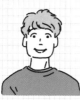
　主治医は叱るばかりではなく，「これをやってみるといいよ」といったアドバイスをくれる。だから，やってみようと思えたし，実際にできた。

　私のかかりつけ医と看護師は，できるだけポジティブな言葉や表現を選んで使っているように思う。それがとてもありがたい。

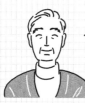
　すごくていねいな説明と寄り添った対応をされ，感動さえおぼえた。診察2時間待ちの不快感が一気に吹き飛んだ。

最初の例では，医師は妊婦に対して一方的な注意を与えたのかもしれませんが，看護師，助産師が妊婦の気持ちを理解し，同調し，「できる範囲の努力をすればよいのだ」というメッセージを込めた声掛けを行っていたように思われます。

　2つ目の例では，医師は何かを「やってみるといいよ」といった具体的な提案をし，患者のやる気を起こさせ，実際の行動につないで達成感を抱かせることに成功しているように見えます。

　3つ目の例も同様で，医師や看護師はあえてポジティブなメッセージを伝えようとしており，その姿勢がちゃんと患者に届き，「とてもありがたい」と大変肯定的に受け止められています。

　最後の例も，医師のていねいな対応は患者が「感動をおぼえた」ほどで，長時間に及ぶ待ち時間への不快感が相殺（そうさい）されています。

　いずれも，リスクを強調しすぎず，患者に寄り添っていることが伝わるような言動を，医療者が日々，心掛けているのではないかと思われる例でした。

　医療者の不機嫌やいら立ちといった好ましくない感情の表現は，患者にも感染していきますが，逆に，同調や共感，ポジティブな表現などは，患者の望ましい行動や医療への信頼につながることが示唆されているように感じます。

Ⅱ章引用・参考文献

1) Rook, K. S., Pietromonaco, P.(1987)：Close relationships：Ties that heal or ties that bind? Perlman, D., Johns, W. H. eds., Advances in Personal Relationships, Vol. 1, Greenwich, JAI Press, p. 1-35.

2) 中村英一郎（2023）：性感染症の「陽性」結果，夫同席の場で告知　医師らの賠償責任認める．朝日新聞デジタル，2023年11月17日.
〈https://www.asahi.com/articles/ASRCK3T4VRCKULOB003.html〉

3) Kimura, M. (2018)：Experiences related to prenatal testing among Japanese mothers of children with disabilities. Women's Reproductive Health, 5（3）：183-203.

4) 木村美也子（2018）：出生前診断の限界─陰性と診断されながら障害ある児を出産した母親の困難体験とニーズ．科研費助成事業研究成果報告書.

5) Kimura, M. (2017)：Opportunities for screening of unborn babies：The problems related to prenatal diagnosis in Japan. 15th World Congress on Public Health.

6) 木村美也子（2016）：子の障がいの原因をめぐる母親たちの苦悩：「わからなさ」への苛立ちと「わかってしまう」ことへの恐れ．第57回日本社会医学会総会.

7) 木村美也子（2016）：妊産婦に対する医療従事者の言動と情報提供のあり方を考える．患者・家族メンタル支援学会第2回学術総会.

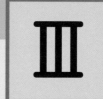

医療者の「望ましくない」「望ましい」言動
―これまでとこれから―

① 望まれる変化

　Ⅱ章では，望ましくない・望ましい受け止め方をされた医療者の言動について，例をご紹介しながら解説しました。これらの例のうち，ネガティブサポートに該当する内容に目を向けますと，Ⅰ章でも触れた，約20年前に秋月氏ら[1]が行った生殖医療現場におけるネガティブサポートに関する調査で示された「治療に関する不十分な説明」「治療上の意思決定への支援の欠如」「医師本位の診療展開」「治療上の態勢の不備」「受容・共感的対応の欠如」「無神経・無配慮な言動」「関心を向けない」「接遇マナーを欠く対応」「威圧的態度での対応」といった要素が，診療科，職種を問わず見受けられます。

　同様に，Ⅱ章でご紹介したネガティブサポート例を読んで，「こういうのは，昔からよくあったことだ」あるいは「これは一体いつの時代の話か」と思われた方もいらっしゃるかもしれません。これらの例の大半は，筆者が令和の時代になってから実施した調査で得たデータに基づいており，ここ数年の体験について示されたものが多いです。

　つまり，「患者中心の医療」「医療者−患者間のコミュニケーション」「チーム医療」という概念とその重要性が日本の医療界にも根づいたように思われる現代でも，

患者が遭遇するネガティブサポートについては，残念ながらあまり変化していない（改善されていない）側面が多いと言えるのではないかと思います。

　一方で，総務省[2]によると，インターネットの利用率（個人）は 2000 年が 37.1％，2003 年が 64.3％，2023 年が 86.2％と，この約 20 年間で著しく上昇しています。2023 年度の個人のインターネット利用率に限って見ると，20〜29 歳で 98.4％，30〜39 歳で 98.9％，40〜49 歳で 98.1％，50〜59 歳で 97.2％，60〜69 歳で 90.2％，70〜79 歳で 67.0％と，現役世代のほとんどがインターネットを利用していることになります。インターネットの利用率が上昇すれば，口コミなどの評価を行う人も，それを見て参考にする人も増加するはずです。つまり，医療者に対する評価は，昔であれば地域住民の噂程度で済んだものが，現在は全国規模で一気に拡散する可能性があるということで，医療機関および個々の医療者にとって，無視できない状況になっていると言えるでしょう（実際には，評判など気にしない，無視できる，という医療者も一定数いらっしゃると思いますが）。

　患者は，医療者の態度，行動，応対，説明などのコミュニケーションによって代替的に医療内容を判断していると考えられるため，それらを通じて信頼関係を築き，よい伝聞を広めてもらうことが，病院経営マネージ

メントの観点からも重要であるとの指摘[3]があることからも，病院経営が難しくなっている現在，ネガティブサポートの抑制は，医療の現場において解決が急がれる優先課題ではないかと考えます。

② 患者の権利意識の高まり

20年前と比較して，インターネットの利用率だけでなく，患者自身の知識も大きく向上したと思われます。

Ⅱ章でご紹介した例では，インフォームド・コンセントが適切に行われていないことについての不満が見られました（p.109）。ご紹介した例以外でも，「治療に関する情報と選択肢を十分に示してほしい」（40代男性）といった声も聞かれ，以前に比べ，患者としての権利意識が高まっているのではないかと思われます。

また，個人情報に関する意識も同様に高まっているように感じます。他者に個人的なことを聞かれたくないという思い（p.85）は，筆者の複数回の調査でも散見されました。個人情報の保護に関する法律（いわゆる個人情報保護法）が制定されたのが2003年で，それ以降，改正が重ねられて，個人情報の取り扱いはここ20年間で一層厳しくなっています。したがって，病院としての個人情報の管理は，法に従い，徹底されるようになって

きたかと思います。とは言え，医療者個人の中には，忙しい現場でそこまで意識していられないという方もいらっしゃるのではないでしょうか。

インフォームド・コンセントにしても，個人情報にしても，一つ間違えれば訴訟になりかねないことですので，医療者同士で注意し合う，それが難しければ病院経営者が徹底するように働き掛けるなどの努力も必要となってくるのかもしれません。

 医療者および医療者を取り巻く環境

世の中全体のデジタル化が進む中，医療者も最新技術を使いこなす必要に迫られ，そのスキル習得に苦労されている方も少なくないかもしれません。

以前から，患者の目・顔を見ない医師は存在したと思いますが，電子カルテが一般化した現代では，パソコンの画面ばかり見て，患者の方を見ない医師に対する不満が非常に多く，Ⅱ章でもそのほんの一部をご紹介しました（p.109）。

無論，検査結果や投薬情報などを確認しながら診療をする必要はあると思いますが，患者の「目を見て話してほしい」という切実な声に応えることなしに，良好なコミュニケーションを成立させることは難しいのではない

かと思います。

　筆者は以前，ある地方で開催された市民講座に居合わせたことがあります。市民に身近な疾患の予防についてお話をするというものでしたが，壇上のスクリーンに映し出されたスライドの文字はきわめて小さく，来場者が読める大きさではありませんでした。加えて，その日の講師である中堅の医師は，来場者とアイコンタクトをとることは一切なく，ひたすらスライドに向かって話をしている（つまり，来場者に背を向けている）状態で，声も小さく，しかも専門用語の連発。

　わざわざ申し込みをして，交通費と時間を使って来場し，ほとんど理解できない話を聞いて帰って行く方々がお気の毒でしたが，きっとこの先もこの医師に対しては誰も何も言わず（言えず），態度は改善されないのだろうなと思いました。また，おそらく，普段の診療の際にも，患者が理解しているかどうかを意識せず，パソコンに向かいながらお話をされるのではないか，と勝手な想像をしてしまいました。

　いずれにしても，双方向のコミュニケーションをとることが難しい人がいたら，その点を問題視し，指摘することができる環境を構築する必要があると思います。先ほども述べたように，患者の満足度や病院の口コミの評価が低くなれば，病院自体に影響が及ぶ現代ですので，職場全体の問題としてコミュニケーションの重要性を考

えていくことになるのかもしれません。

　今後，幼いころからSNSでのコミュニケーションを当たり前として育った世代が医療界の中心となっていく中で，医療者と患者の関係がどのように変化していくのかわかりませんが，コミュニケーションの取り方は適切なインフォームド・コンセントとも関連すると思われるため，双方向のコミュニケーションを常に意識して過ごすことで，生じうるリスクが回避できればと思います。

 医療・ケア従事者の努力が希望に

　本書は，「ネガティブサポートを抑制したい」という気持ちからスタートした研究に端を発します。そのため，どうしても「ネガティブ」な方に焦点を当てて論じてしまいがちでしたが，ご紹介した「ポジティブサポート」の例の数々は，現場で医療・ケアに携わる方々が日々尽力されている様子が目に浮かぶような内容でした。

　忙しい中でも患者やその家族の様子を気に掛け，不安を軽減するために労をいとわず，「何かあったらいつでも相談するように」と患者やその家族に声掛けをするその姿を，多くの例が浮かび上がらせてくれました。

　ネガティブサポートが存在する一方で，こうしたポジ

ティブサポートを提供する医療者が存在し，患者と家族，医療の現場を支えておられます。その力が，患者や家族だけでなく，医療・ケアの現場の希望であり，光であると思います。

　ネガティブサポートも，はじめから「ネガティブ」なものとして存在していたわけではなく，ほんのわずかなボタンの掛け違いや，相手の思いを想像することができなかったことによって生じるものが大半ではないでしょうか。知ることで，容易に転換することができると思います。

　最後にもう一度，Ⅱ章（p.51）でご紹介した女性の言葉を掲載します。

生まれたばかりの子どもに障害があることがわかり，毎日泣き続けていた私に，先生や助産師さんが「障害児のママたちは，最初は大泣きしても，子育てをするうちに，皆笑顔になるのよ」と話してくれました。
こんなふうに，医師やスタッフが「希望の光」はあるのよ，と励ましてくれることが大事だと思います。そうした医療者の態度が，母親や家族の人生を開かれたものにするのか，閉じられたものにするのかを決定づけると思うから。

　医療者によるネガティブサポートを研究した秋月氏ら[1]

は，「医療者が，患者の心理面に関心を傾注すること，共感的態度を表明すること，治療や病状に関する詳細な説明ならびに確実な医療ケア技術を提供することが肝要」と述べていますが，これはそのまま，現在のすべての医療・ケアの場にも当てはまることだと思います。

　日々，忙しい現場で尽力されている皆様の医療とケアが，本来の意図とは異なるとらえられ方をすることなく，どうか正しく伝わり，ポジティブサポートとして受け止められますように。そう願ってやみません。

Ⅲ章引用・参考文献

1) 秋月百合，甲斐一郎（2005）：不妊症患者が経験する医療者からのネガティブサポートに関する研究．母性衛生，46：182.
2) 総務省（2023）：令和6年度版情報通信白書（ICT白書）．〈https://www.soumu.go.jp/johotsusintokei/whitepaper/ja/r06/pdf/00zentai.pdf〉
3) 鈴木久敏（2011）：患者の顧客満足と病院選択行動に基づく病院経営の最適化．科学研究費補助金研究成果報告書．

索　引

《欧　文》

Do　31, 45
How　31, 45

《あ　行》

相手の背景　81
当たり前　41
意見の統一　95
医師　8, 15
意思決定　22
痛みに対する考え
　　54
痛みを理解する　53,
　　58, 60
位置関係　101
医療者　14
　　——側の都合　88
　　——の言葉　113
　　——のネガティブ
　　　サポート　19
　　——の役割　75
インターネット　116,
　　123
インフォームド・コ
　　ンセント　9, 10,
　　110, 124
上から目線　101
訴えの軽視・拒否
　　59
お節介　2

《か　行》

家族関係　82
家族の責任　39
型どおりの対応　28
価値観　35
家庭内における役割
　　35
過度の支援　7, 77, 80
がまんするのが当然
　　53
看護師　9, 15
患者の権利意識
　　124
患者の負担　88
頑張りを認める・
　　ほめる　39, 53,
　　58, 87
基準　29
気に掛けている　73
決めつけ　34, 37, 43
教育　14, 19
共感　34, 39
距離感　74
血友病　21
告知　10, 22
個人差　28
個人情報　82, 85,
　　124
　　——の保護に関す
　　　る法律　124
個性　33

言葉選び　114
個別性　28
コミュニケーション
　　89, 107, 108, 110,
　　112, 123, 125, 126

《さ　行》

視界　71
視線　71
指導　45
障害　12, 49
情報提供　46
助産師　9, 15, 24
人工妊娠中絶　49
信頼関係　67, 123
心理的負担　39, 94
責任感　14
先入観　34
善魔　11, 19
専門職　14
専門知識　14
専門用語　108, 110,
　　112
双方向のコミュニ
　　ケーション
　　107, 110, 112,
　　126

《た　行》

代替案　33
治療　10
低出生体重児　17

131

《な　行》

乳がん　10
ネガティブサポート
　4, 6, 11, 19, 98,
　122, 127
　──の研究　6, 23
　──の行為者　6,
　　14
　──の体験者　5,
　　15
ネガティブソーシャ
　ルインタラク
　ション　4
ネガティブな考え
　46
ネガティブな情報
　49
ネガティブな側面
　47

ネガティブなメッ
　セージ　71, 75,
　78

《は　行》

パーソナルスペース
　77, 80
パターナリズム　8,
　65, 102, 104, 106
病院経営　123
不安　46
フォロー　31, 94, 106
不妊　5, 23
プライバシー　82, 85
法律　19, 49
ポジティブサポート
　6, 127
ポジティブなメッ
　セージ　73, 118
母子保健法　17

《ま　行》

マターナリズム　8
無意識　107
メンタルヘルス　5

《や　行》

薬害 HIV 感染　21
よかれと思って　2,
　15
余計なお世話　2

《ら　行》

ライフイベント　6
ライフヒストリー
　82
リテラシー　116

《わ　行》

わかっていて当然
　40
わずらわしさ　68

木村　美也子
（きむら　みやこ）

2003 年　オーストラリア University of Wollongong 修士号（公衆衛生学）取得
2012 年　東京大学博士号（保健学）取得
　　　　独立行政法人国立精神・神経医療研究センター精神保健研究所
　　　　成人精神保健研究部流動研究員
2013 年　聖マリアンナ医科大学予防医学助教
2016 年　同大学講師
2011 〜 2024 年　帝京高等看護学院，聖マリアンナ医科大学看護専門学校，
　　　　　　　　川崎看護専門学校，東京純心大学看護学部の非常勤講師を兼任
現　在　昭和女子大学人間社会学部現代教養学科（家族社会論）教授
　　　　聖マリアンナ医科大学医学教育文化部門医療社会学非常勤講師

ネガティブサポートからポジティブサポートへ
事例で見る　医療＆ケアの〈望ましい〉言葉と関わり方

2025 年 4 月 20 日　第 1 版第 1 刷発行　　　　　　　　　　　〈検印省略〉

著　　者　木村　美也子（きむら　みやこ）

発　　行　株式会社 日本看護協会出版会
　　　　　〒 150-0001 東京都渋谷区神宮前 5-8-2　日本看護協会ビル 4 階
　　　　　〈注文・問合せ／書店窓口〉TEL/0436-23-3271　FAX/0436-23-3272
　　　　　〈編集〉TEL/03-5319-7171
　　　　　https://www.jnapc.co.jp

イラスト　大野　智湖

装　　丁　安孫子 正浩

印　　刷　壮光舎印刷株式会社

＊本著作物（デジタルデータ等含む）の複写・複製・転載・翻訳・データベースへの取り込み，
および送信（送信可能化権を含む）・上映・譲渡に関する許諾権は，株式会社日本看護協会出版
会が保有しています。

＊本著作物に掲載の URL や QR コードなどのリンク先は，予告なしに変更・削除される場合があ
ります。

JCOPY〈出版者著作権管理機構 委託出版物〉
本著作物の無断複製は著作権法上での例外を除き禁じられています。複製される場合は，その都
度事前に一般社団法人出版者著作権管理機構（電話 03-5244-5088，FAX03-5244-5089，e-mail：
info@jcopy.or.jp）の許諾を得てください。

© 2025　Printed in Japan　　　　　　　　　　　　　　ISBN978-4-8180-2924-8